West 呼吸生理学精要

West's Respiratory Physiology: The Essentials

（第 11 版）

U0197411

免责声明

　　本书提供了药物的准确的适应证、副作用和疗程剂量，但有可能发生改变。读者须阅读药商提供的外包装上的用药信息。作者、编辑、出版者或发行者对因使用本书信息所造成的错误、疏忽或任何后果不承担责任，对出版物的内容不做明示的或隐含的保证。作者、编辑、出版者或发行者对由本书引起的任何人身损伤或财产损害不承担任何责任。

West 呼吸生理学精要

West's Respiratory Physiology：The Essentials

（第 11 版）

原　　著　John B. West　Andrew M. Luks

主　　译　詹庆元

副 主 译　黄　絮　夏金根　耿　爽

译　　者　（按姓名汉语拼音排序）

白　宇　中日友好医院呼吸与危重症医学科
蔡　莹　中日友好医院呼吸与危重症医学科
陈盛松　中日友好医院呼吸与危重症医学科
陈姿颖　中日友好医院呼吸与危重症医学科
耿　爽　华中科技大学同济医学院附属武汉
　　　　中心医院呼吸内科
黄　可　中日友好医院呼吸与危重症医学科
黄琳娜　中日友好医院呼吸与危重症医学科
黄　絮　中日友好医院呼吸与危重症医学科
李美元　中日友好医院呼吸与危重症医学科
刘一洁　中日友好医院呼吸与危重症医学科
刘智博　中日友好医院呼吸与危重症医学科
孙　婷　中日友好医院呼吸与危重症医学科
田　野　中日友好医院呼吸与危重症医学科
王一民　中日友好医院呼吸与危重症医学科
王瑜琼　中日友好医院呼吸与危重症医学科
吴小静　中日友好医院呼吸与危重症医学科
夏金根　中日友好医院呼吸与危重症医学科
叶清华　中日友好医院呼吸与危重症医学科
詹庆元　中日友好医院呼吸与危重症医学科
张芮豪　中日友好医院呼吸与危重症医学科
张　帅　中日友好医院呼吸与危重症医学科
张英芳　中日友好医院呼吸与危重症医学科
张泽宇　中日友好医院呼吸与危重症医学科
周晓怡　中日友好医院呼吸与危重症医学科

学术秘书　黄琳娜　周晓怡

北京大学医学出版社

WEST HUXI SHENGLIXUE JINGYAO（DI 11 BAN）

图书在版编目（CIP）数据

　　West 呼吸生理学精要：第 11 版 /（美）约翰·韦斯特（John B. West），（美）安德鲁·卢克斯（Andrew M. Luks）原著；詹庆元主译. —北京：北京大学医学出版社，2022.7（2024.3 重印）
　　书名原文：West's Respiratory Physiology：The Essentials（Eleventh Edition）
　　ISBN 978-7-5659-2608-2

　　Ⅰ. ① W…　Ⅱ. ①约…　②安…　③詹…　Ⅲ. ①呼吸系统 - 人体生理学　Ⅳ. ① R332.2

中国版本图书馆 CIP 数据核字（2022）第 039504 号

北京市版权局著作权合同登记号：图字：**01-2021-6937**

West's Respiratory Physiology：The Essentials（Eleventh Edition）
John B. West，Andrew M. Luks
ISBN：978-1-9751-3918-6

West 呼吸生理学精要（第 11 版）

主　　译：詹庆元
出版发行：北京大学医学出版社
地　　址：（100191）北京市海淀区学院路 38 号　北京大学医学部院内
电　　话：发行部 010-82802230；图书邮购 010-82802495
网　　址：http://www.pumpress.com.cn
E - m a i l：booksale@bjmu.edu.cn
印　　刷：北京信彩瑞禾印刷厂
经　　销：新华书店
策划编辑：药 蓉
责任编辑：陈 然　娄新琳　　责任校对：靳新强　　责任印制：李　啸
开　　本：880 mm × 1230 mm　1/32　印张：9　字数：231 千字
版　　次：2022 年 7 月第 1 版　2024 年 3 月第 2 次印刷
书　　号：ISBN 978-7-5659-2608-2
定　　价：65.00 元

译者前言

呼吸生理学为研究呼吸系统疾病的"基石"与"灵魂"，贯穿了整个呼吸病学的始终。掌握呼吸生理学知识，对呼吸系统疾病尤其是呼吸系统危重疾病的诊治起着至关重要的作用。

《West 呼吸生理学精要》一直被视为呼吸生理学的"金科玉律"，并作为美国加利福尼亚大学圣迭戈分校（UCSD）教程及备考工具书，面向医学生、住院医师及呼吸专科医师。本书原作者 John B.West 教授就职于美国加利福尼亚大学，在呼吸生理学方面具有很深的造诣，为众多中国呼吸病学、危重症医学、急诊医学界专业人士所熟知。《West 呼吸生理学精要》第 1 版于 1974 年问世，现在，最新的第 11 版与读者见面了。此版在继续总结呼吸生理学经典内容的基础上，更加贴近临床实践。就我所知，目前国内尚缺乏专门讲述呼吸生理学基础知识的相关书籍。因此，我们组织了相关专业人员对本书进行翻译，希望此举有助于进一步丰富临床医生的呼吸生理学知识及临床应用能力。

本书共 10 章，涉及呼吸系统结构和基本特性、通气功能、弥散功能、通气 - 血流关系、气体在血液中的运输与代谢、呼吸力学、通气控制，以及肺功能检查的相关知识。作为医学专业书籍，本书内容顺序安排合理，逐层深入又环环相扣，摒弃了以往医学专著复杂的专业术语，以简洁、通俗的语言和配图对呼吸生理学涉及的各个方面进行了纲领性的描述。每一章后均设置了习题和临床病例，并在附录中对其进行了详细的解答，便于读者自我检验学习效果。本书适用于在校医学生，从事呼吸病学、危重症医学、急诊医学的医师，以及所有对呼吸生理学感兴趣的专业人士。

磨刀不误砍柴工。我们相信，本书一定会就呼吸生理学这一基础内容为各位同行带来全方位的认识，使我们能基于生理学更加深入浅出地分析与解决临床问题，进一步提高我们对患者的诊治能力。由于译者水平有限，译文中难免会有不当之处，敬请各位读者批评指正，我们会根据您的建议不断加以修正。

感谢参与本书翻译与校对工作的所有译校者。

詹庆元

中日友好医院

国家呼吸医学中心

2022 年 1 月于北京

原著前言

本书于 40 多年前首次出版，并已被翻译为 15 种语言出版，造福了几代学生。更新后的第 11 版包含了一系列创新内容：首先，增加了更多选择题，以便更好地综合分析而非依赖于对知识点的回忆；内容丰富的附录对这些选择题作出了详解。其次，每章都增加了学习目标，扩展了一些标题并改进了含义。最后，还有 14 节与本书内容密切相关的主题讲座视频，每个视频时长 50 分钟。这些视频可在 YouTube 上免费观看，受到了读者的喜爱。视频链接为 http://meded.ucsd.edu/ifp/jwest/resp_phys/index.html。

除了上述创新点外，本书的初衷和目的始终如一。首先，本书可作为教材或参考书目面向医学生或卫生相关行业从业人员。因此，今后可参考 UCSD 的教学模式，常规将其内容应用于授课。其实，笔者编写第 1 版的初衷即为入学第一年的医学生提供合适的生理学教程。其次，本书可作为综述，成为呼吸科、重症医学科、麻醉科及大内科专业的住院医师和专科医师执业考试或其他考试的备考用书。这一人群的需求与医学生有所不同，住院医师和专科医师对这一领域相对熟悉，但需对各类知识点强化理解和记忆，因此本书中的相关图表尤为重要。

以下我们简要说明一下如何将本书内容用于 UCSD 入学第一年的医学生。我们以此书内容为参考，精简整理出 12 节关于呼吸生理学的主题讲座、2 节实验室演示、3 次小组讨论及 1 次面向全体的复习总结课程。每一节主题讲座的内容与每一章节密切相关，大多数章节对应一次主题讲座；而第 5、6、7 章则分别对应两次主题讲座（第 5 章第一次讲述正常气体交换、通气不足及分流，第二次则针对通气 - 血流关系的难点问题进行讲述；第 6 章第一次讲述血 - 气交换，第二次讲述酸碱平衡；第 7 章中的两次分别讲述静态和动态呼吸力学指标）。第 10 章"肺功能检查"则无对应的主题讲座，因为这部分并不是呼吸生理学的核心课程。编写本章的目的一部分是考虑到对肺功能知识感兴趣的读者，另一部分是考虑到本章内容对肺功能实验室的工作人员很重要。

第 11 版在多个领域进行了更新，如血液与组织之间的气体交换、呼吸力学、通气控制及负荷状态下的呼吸系统等。附录 B 包含针对临床病例和习题的讨论分析及参考答案。尽管涉及的内容极为丰富，但我们仍然尽力使本书保持精简。有时医学生会误以为本书过于浅显，其实不然。如果在 ICU 轮转的呼吸专科医生能够深入地理解有关气体交换及其机制的相关内容，那么临床工作将会变得得心应手。

很多学生与老师对本书部分内容提出了问题及相关改进建议，我们针对有意义及需要改进的内容作出了逐一回复。

John B. West
jwest@health.ucsd.edu
Andrew M. Luks
aluks@uw.edu

目　录

第 1 章
结构与功能

呼吸系统的结构如何与功能相匹配

译者：叶清华　黄　絮

校对：黄　絮　詹庆元

- **血气界面**
- **气道和气流**
- **血管和血流**
- **肺的功能**
  肺泡的稳定性
  可吸入颗粒物的清除
  去除血液中的某些物质

本章将简要介绍肺结构与功能间的相互关系。首先，我们会关注气体交换的场所，即血气界面；之后是氧气如何沿着气道被运送到肺泡，以及氧气如何从肺泡进入血液；最后，简要介绍肺需要应对的几个挑战：如何维持肺泡的稳定，在污染的环境中肺如何保持清洁，以及肺毛细血管如何去除血液中的某些物质。阅读本章后，读者应该能够：

- 描述菲薄的血气界面的功能性意义
- 概述从气管到肺泡腔气道在结构与功能上发生的变化
- 描述气道分支模式对应的横截面积对气流的影响
- 区分肺循环和支气管循环之间的功能差异
- 描述纤毛和表面活性物质在健康肺中的作用

肺是进行气体交换的脏器。它的主要功能是使空气中的氧气进入静脉血，同时排出其中的二氧化碳。肺的其他功能还包括：代谢某些化合物，过滤循环中的废物，以及充当储血器官。但是肺最主要的功能仍然是气体交换，因此让我们从气体交换发生的场所——血气界面开始说起。

第 1 节　血气界面

氧气和二氧化碳以简单扩散的形式在血液和空气间流动，即从气体分压高的区域流动至气体分压力低 的区域 [1]，就像水往低处流一样。Fick 定律告诉我们，气体弥散的总量与弥散面积成正比，与弥散厚度成反比。血气屏障相当菲薄（图 1-1），而面积却可达 50 ~ 100 m^2，因此非常适于气体交换。

那么如何在体积有限的胸腔里获得如此巨大的弥散面积呢？这是通过将小血管（即毛细血管）包绕在大量称为肺泡的小气囊周围来实现的（图 1-2）。人类的肺部大约有 5 亿个肺泡，每个肺泡的直径约为 1/3 mm。假设它们都是球体 [2]，其总表面积可达 85 m^2，而体积只有 4 L。相比之下，同体积的单个球体的内表面积仅为 1/100 m^2。这样，通过把自身分成无数个小单元，肺生成了巨大的弥散表面积。

---

[1] 气体分压 = 气体浓度 × 总压力。比如空气的氧浓度是 20.93%，海平面的氧分压是 20.93/100×760=159 mmHg。当气体被吸入上气道时，气体被加温、加湿，水蒸气压为 47 mmHg，干性气体的压力实际为 760−47=713 mmHg，因此实际吸入的氧分压是 20.93/100×713=149 mmHg。相对于气体而言，平衡后液体具有相同的分压。气体公式详见附录 A。

[2] 肺泡并非球体而是多面体。整个用于弥散的肺表面也并非球体（见图 1-1）。因此这些数字都是估计的。

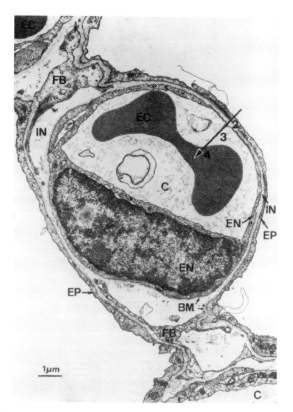

图 1-1　电镜下显示肺泡壁上的肺毛细血管（C）。注意某些部位血气屏障极为菲薄，仅 0.3 μm。大箭头显示了从肺泡到红细胞（EC）内的弥散路径，也包括表面活性物质层（未显示）、肺泡上皮（EP）、间质（IN）、毛细血管内皮（EN）和血浆。镜下还可见到结构细胞即成纤维细胞（FB）、基底膜（BM）和一个内皮细胞核 [引自 Weibel ER. Morphometric estimation of pulmonary diffusion capacity：I. Model and method. *Respir Physiol*. 1970；11（1）：54-75.]

　　气体经气道被输送到血气屏障的一侧，血液则通过血管被运送到另一侧。

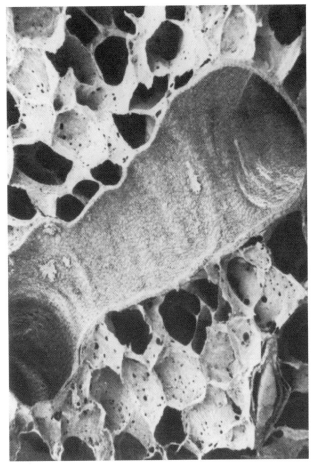

图 1-2 肺切面可见许多肺泡和一个小的细支气管。肺泡毛细血管在肺泡壁之间穿行（图 1-1）。肺泡壁上的孔称为 Kohn 孔（电镜扫描照片，由 Nowell JA、Tyler WS 提供）

第 2 节 气道和气流

气道是由一系列不断分支的管路组成的，随着这些管路深入到肺部，它们会逐渐变细、变短、变多（图 1-3）。气管首先分为左右主支气管，再分为叶支气管，然后是段支气管。以此类推，直至**终末细支气管**，也就是不含肺泡的最小气道。以上所有支气管组成了**传导气道（conducting airways）**，其功能是引导吸入的气体到达气体交换的场所——肺泡（图 1-4）。近端大气道的内表面为纤毛柱状上皮，管壁上有许多软骨。越到远端气道，软骨成分越少，平滑肌越多，最终平滑肌成为小气道的主要成分。由于传导气道不包含肺泡，因此并不参与气体交换，称之为**解剖无效腔（anatomic dead space）**，解剖无效腔指的是肺内有通气但无血流的容积，约 150 ml。

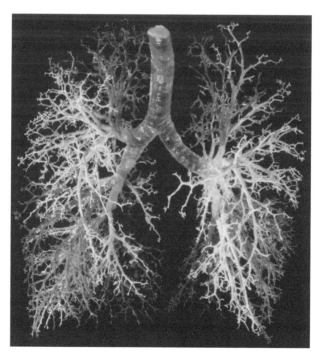

图 1-3　人肺气道的铸型。肺泡已去除，以便于显示从气管到终末细支气管的所有传导气道

终末细支气管继续分支为**呼吸性细支气管（respiratory**

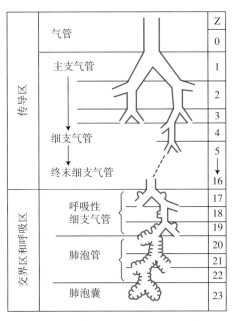

图 1-4　基于 Weibel 分级的人体气道示意图。注意前 16 级（Z）气道为传导区，后 7 级气道为呼吸区（或交界区和呼吸区）（改编自 Weibel ER，*The Pathway for Oxygen*. Cambridge，UK：Harvard University Press；1984：275.）

bronchioles），上边零星挂着几个肺泡。最终末的分支是**肺泡管**（**alveolar ducts**），直接与肺泡相连。这些包含肺泡可以进行气体交换的部位称为**呼吸区**（**respiratory zone**）。终末细支气管远端的解剖结构叫**肺泡囊**（**acinus**）。通常从终末细支气管到最远端肺泡的距离只有几毫米，但是呼吸区是肺的主要组成部分，静息位时的容积为 2.5 ~ 3 L。

　　吸气时胸腔容积增加，气体进入肺部。容积的增加主要源于膈肌收缩下移和肋间肌的收缩所引起的肋骨上抬，最终胸腔向下向外扩张。吸入的气流一路向下进入终末细支气管，就像水在水管里流动一样。从终末细支气管远端开始小气道分叉一下子增多起来（图 1-5），气道的总横截面积是如此巨大，导致气体流速迅

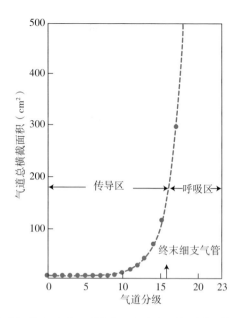

图 1-5　图中显示气道在呼吸区时横截面积有急剧的升高（与图 1-4 相比），因此吸气时气体遇到的阻力在呼吸性细支气管处非常低，而气体的弥散成为通气的主要方式

速下降。在呼吸区，气体在气道内的弥散成为通气的主要形式。气体在小气道里的弥散速度非常快，而弥散距离如此之短，使得肺泡与血管内气体分压差在 1 s 之内就平衡了。然而，由于气体流速在终末细支气管远端明显下降，因此吸入的灰尘往往也沉积在这里。

　　肺具有弹性，在平静呼吸时能被动恢复到吸气前的容积（FRC）。肺的弹性非常好。例如，正常呼吸时的潮气量为 500 ml，仅需要不到 3 cmH$_2$O 的压力变化。相比之下，一个孩子玩的气球可能需要 30 cmH$_2$O 的压力才能产生相同的容积变化。

　　气体在气道内流动所需的压力也很小。平静吸气时，气道压下降 < 2 cmH$_2$O 就可以产生 1 L/s 的气体流速。而使用吸管喝水时，产生相同的流速可能需要大约 500 cmH$_2$O 的压力。

> **气　道**
>
> ● 分为传导区和呼吸区。
> ● 解剖无效腔约 150 ml。
> ● 肺泡区容积为 2.5～3 L。
> ● 气体在传导区沿压力梯度向下流动。
> ● 气体在肺泡区的流动主要是以弥散的形式。

第 3 节　血管和血流

　　肺血管包括肺动脉及各个分支直至肺毛细血管，而后回到肺静脉。最初肺动静脉和支气管是并行的，但当到达肺周边时，肺静脉就自行穿行于小叶间，而肺动脉和支气管（通常被称为支气管血管束），则共同走行于小叶中心。密集的肺泡毛细血管网包绕着肺泡壁（图 1-6）。毛细血管的直径为 7～10 μm，刚好够一个红细胞通过。极短的肺泡毛细血管节段使得致密的毛细血管网几乎形成连续的薄层覆盖于肺泡壁之上，形成一个高效的气体交换平台。像图 1-6 显示的那样，肺泡壁的真面目是很难见到的。从薄层显微切面（图 1-7）可以看到毛细血管里的红细胞，值得注意的是血液和肺泡间巨大的接触面积及二者间菲薄的血气屏障（与图 1-1 相比）。

　　由于血气屏障非常薄，毛细血管很容易受损。比如毛细血管内压力增加或肺泡过度扩张，毛细血管壁张力（应力）就会相应增加，产生超微结构的改变，继而导致血浆甚至红细胞渗漏至肺泡腔。

　　肺动脉接收来自右心的全部输出量，但是肺循环的阻力惊人地低。与 6 L/min 的高流量相对应的肺动脉平均压只有 20 cmH$_2$O（约 15 mmHg）（在吸管内要达到同样流量则需要 120 cmH$_2$O 的

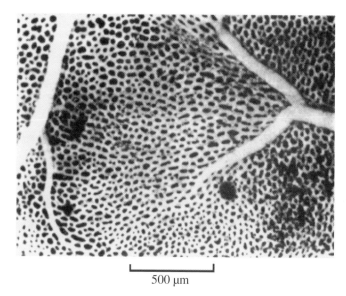

图 1-6　肺泡壁（青蛙）显示密集的毛细血管网。可见一条小动脉（左）和一条小静脉（右）。毛细血管片段非常短，血流几乎形成了连续的一薄层 [引自 Maloney JE，Castle BL. Pressure-diameter relations of capillaries and small blood vessels in frog lung. *Respir Physiol*. 1969；7（2）：150-162.]

压力）。肺循环维持低阻力并保护脆弱的肺毛细血管的相关机制详见第 4 章。

血气界面

- 大部分区域内非常菲薄（$0.2 \sim 0.3 \ \mu m$）。
- 交换面积巨大，在 $50 \sim 100 \ m^2$。
- 5 亿个肺泡带来超大的交换面积。
- 菲薄的交换界面导致的毛细血管内压力明显上升会破坏屏障。

　　每个红细胞大约需要 0.75 s 穿过毛细血管网，在此期间穿越 2 ～ 3 个肺泡。由于肺部的解剖结构有利于高效的气体交换，因此即便是如此短暂的时间也足以让肺泡气和毛细血管血液之间实

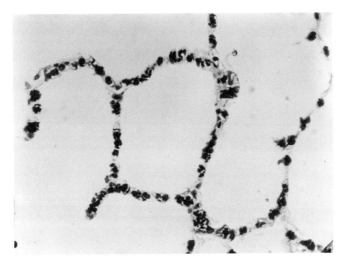

图 1-7　犬肺的镜下切面显示肺泡壁毛细血管。血气屏障非常菲薄，几乎辨认不出（与图 1-1 相比）。这部分肺组织来自灌注时迅速冷冻的肺［引自 Glazier JB，et al. Measurements of capillary dimensions and blood volume in rapidly frozen lungs. *J Appl Physiol*. 1969；26（1）：65-76.］

现氧气和二氧化碳浓度的完全平衡。

　　肺部除了肺循环外还有支气管循环，后者通常滋养传导气道直至终末细支气管。支气管循环的大部分血液都汇入肺静脉，只有少量血液经左心进入体循环。支气管循环内的血流量只占流经肺循环血流量的一小部分，没有它也不会影响肺功能。肺移植患者术后就是这种情况。

血　管

- 整个右心的血都流入肺。
- 毛细血管的直径为 7 ~ 10 μm。
- 绝大多数毛细血管壁的厚度小于 0.3 μm。
- 血液流经毛细血管的时间约为 0.75 s。

第 4 节 肺的功能

为了阐述肺的功能解剖学，让我们来看一下关于肺已经解决的三个问题。

肺泡的稳定性

我们可以把肺看作是由 5 亿个直径 0.3 mm 的气泡组成的器官。这样的结构天然就是不稳定的。肺泡内表面的液体层产生较大的表面张力，使肺泡倾向于萎陷。幸运的是，肺泡表面的某些细胞可以产生**表面活性物质（surfactant）**，可以显著减少肺泡液 - 气界面的表面张力（见第 7 章），这样肺泡的稳定性就大大增加了。然而，小气道陷闭始终是一个潜在的问题，在疾病状态下时常出现。

可吸入颗粒物的清除

肺与外界的接触面积为 $50 \sim 100 \ m^2$，以人体最大的表面积直面日益恶劣的环境。肺清除吸入颗粒的方式有很多种（见第 9 章）。大颗粒在鼻腔中被过滤，小颗粒则沉积在传导气道并被黏液裹挟着运到会厌，然后被吞咽或被咳出。气管壁黏液腺和杯状细胞分泌的黏液通常由数以百万计的纤毛推动，这些纤毛在正常情况下会有节律地摆动，但某些吸入毒素会使之麻痹。

肺泡没有纤毛，沉积在这里的颗粒会被游走的巨噬细胞吞噬，然后通过淋巴管回流或血液循环清除。其他免疫细胞，如中性粒细胞，也会参与防御异物的反应。

去除血液中的某些物质

　　正如肺清除呼吸道和肺泡腔中的异物一样,肺小血管组成的分支网络可以将静脉循环中的感染物质碎片或血凝块截流于此,从而防止这些物质进入体循环后经血流输送到各器官,导致卒中、心肌梗死或迁移性脓肿等问题。

关键概念

1. 血气屏障菲薄而广大,非常适于以被动弥散形式进行气体交换。
2. 传导气道延伸至终末细支气管,总容积约为 150 ml。所有的气体交换都发生在呼吸区,其容积为 2.5 ~ 3 L。
3. 吸入的气体以对流的方式到达终末细支气管,在肺泡区则转而以弥散的方式运动。
4. 肺毛细血管占据了肺泡壁巨大的面积,平均每个红细胞经过肺毛细血管的时间约为 0.75 s。
5. 表面活性物质维持肺泡的稳定性,纤毛对于清除气道中的异物尤为重要,最小的肺血管则将血液中的异物截流于此。

临床病例解析

　　一名 50 岁男性,18 岁开始吸烟,每日 2 包,1 年前出现咯血。气管镜下显示左主支气管(供应左肺的主气道)有一肿块。活检提示病变为恶性。CT 显示肿瘤未扩散。患者进行了左全肺切除术。

　　6 个月后复诊,他的肺容积较术前减少了 1/3,肺经血气屏障转运气体的能力较术前也下降了 30%(这项检查被称为一氧化碳弥散功能,详见第 3 章)。静息时肺动脉压正常,但运动时肺动脉压的升高程度较术前增加更为明显。他的运动能力下降了 20%。

- 为什么切除了一侧肺而肺容积只减少了 1/3？
- 如何解释血气屏障转运气体的能力下降了 30%？
- 为什么活动后肺动脉压升高的程度较术前增加更多？
- 为什么运动能力降低了？

单选题

1. 在一项急性高原疾病研究项目中，两名健康女性（受试者 A 和受试者 B）登上海拔 4559 m 的山峰。到达峰顶后的 12 h 内对两名受试者行肺动脉置管并估测其肺毛细血管的压力。受试者 A 的肺毛细血管压为 18 mmHg，而受试者 B 的肺毛细血管压仅为 10 mmHg。在以下哪种情况下受试者 A 的风险高于受试者 B？

   A. 肺泡表面张力降低
   B. 支气管循环的血流减少
   C. 解剖无效腔增加
   D. 血浆和红细胞渗入肺泡腔
   E. 呼气相气道延迟关闭

2. 一名新生儿出生后因呼吸急促和低氧血症住院，随后被确定患有影响纤毛主要结构成分的基因缺陷。由于这种基因缺陷，该新生儿面临以下哪种风险？

   A. 气道黏液清除能力下降
   B. 肺血流量减少
   C. 表面活性物质产生减少
   D. 血气界面弥散距离增加

　　E．肺泡基底膜增厚

3．一名 30 岁的妇女因早产就诊于急诊科，并在妊娠仅 28 周时娩出一名男婴，此时该新生儿的表面活性物质产量仍然很低。由于早产，您预计该新生儿的肺部会出现以下哪种情况？

　　A．纤毛功能减退

　　B．肺血流横截面积增加

　　C．肺毛细血管内红细胞的转运时间延长

　　D．肺泡内表面的表面张力增加

　　E．肺泡毛细血管屏障增厚

4．呼气时气流从呼吸性细支气管输送到终末细支气管的过程中，可以观察到下列哪项气道结构和功能的改变？

　　A．气流的横截面积减小

　　B．气管壁的软骨成分减少

　　C．呼气速度减慢

　　D．气体通过弥散移动增加

　　E．肺泡管数量增加

5．一名患有囊性纤维化的 28 岁妇女因大咯血住院，介入放射科医生在右上叶的两条供血支气管动脉上行栓塞治疗。您认为这种干预会导致以下哪项肺功能的变化？

　　A．流向右上叶段支气管的血流量减少

　　B．肺循环血流的横截面积减少

　　C．Ⅱ型肺泡上皮细胞产生的表面活性物质减少

　　D．流经肺动脉的血流增加

　　E．气体的弥散速度减慢

6．一名 65 岁男性，主诉活动后气短 6 个月。根据胸部影像学改变进行了肺活检。病理报告显示大部分肺泡的血气屏障厚度 > 0.8 μm。患者可能存在以下哪种情况？

　　A．肺泡表面活性物质的浓度减低

　　B．氧气进入肺泡毛细血管的弥散速度减慢

C. 血气屏障破裂风险增加

D. 单个红细胞的体积增大

E. 气体从远端气道弥散至肺泡的速度减慢

第2章
通 气
气体如何进入肺泡

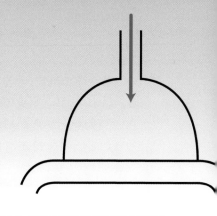

译者：周晓怡　黄　絮

校对：黄　絮　詹庆元

- 肺容积
- 通气
- 解剖无效腔
- 生理无效腔
- 通气在不同区域的差异

本章将更深入地介绍通气的过程如何把氧气运送到血气屏障。首先简要介绍肺容积。然后讨论总通气量，其中重点讲述肺泡通气量，即进入肺泡的新鲜气体总量，以及无效腔通气，即不参与气体交换的通气量。最后讲述重力依赖的气体分布不均。阅读本章后，读者应该能够：

- 确定肺功能中的主要容积和容量
- 描述氦气稀释法和体积描记法测定肺容积的差异
- 计算每分通气量
- 根据肺泡通气和二氧化碳产生的变化来预测动脉二氧化碳分压的变化
- 阐述解剖无效腔和生理无效腔之间的差异
- 预测体位变化对通气区域分布的影响

　　以下三章将讨论吸入的气体如何进入肺泡，氧气和二氧化碳如何穿越血气界面以及如何在肺和血液之间交换。以上功能分别由通气、弥散和血流来完成。

　　图 2-1 是全书通用高度简化的肺示意图。若干级支气管组成的传导气道（图 1-3 和图 1-4）被简化成称为"解剖无效腔"的管路。沿此管路向下到达被血气界面和肺毛细血管包绕的气体交换的场所。每次吸气时会有约 500 ml 空气进入肺部（潮气量），呼气时再把相同容积的气体排出体外。请注意相对于总的肺容积来讲，解剖无效腔是多么微不足道。解剖无效腔越大，则进入肺泡的新鲜气体就越少。同时也要注意，和肺泡气体量相比，肺毛细血管内的血量是多么地少（与图 1-7 相比）。

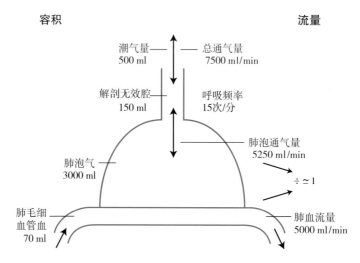

图 2-1　肺各种容积和流量示意图。注意性别和身材导致的个体差异可能较大（改编自 West JB. *Ventilation/Blood Flow and Gas Exchange*. 5th ed. Oxford, UK：Blackwell；1990：3.）

第 1 节　肺 容 积

在深入探讨气体如何进入肺之前，有必要先了解一下肺的静态容积。某些参数可以用经典的水钟肺量计测量（图 2-2），近年电子设备已经逐渐替代了本图中的水钟肺量计。呼气时，容量的变化使得水钟上升而描记笔向下移动，从而描记出一个曲线。首先，受试者平静呼吸（**潮气量，tidal volume**）。平静呼气后肺内残余的气体容积称为**功能残气量（functional residual capacity，FRC）**。接下来，受试者用力吸气并用力呼气。呼出气体的量称为**肺活量（vital capacity）**。用力呼气后肺内残余的气体体量，称为**残气量（residual volume）**。

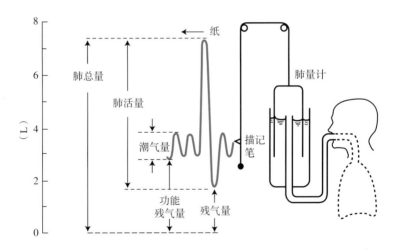

图 2-2　肺容积。注意肺量计无法直接测量肺总量、功能残气量和残气量

仅有肺量计无法测量 FRC、残气量和肺总量，只能通过其他方法测量，其中一种方法叫做气体稀释技术，如图 2-3。受试者与肺量计相连，肺量计内充满了一定浓度的氦气，几乎不溶解于血液。经过数次呼吸，肺量计和肺内的氦气浓度达到一致。

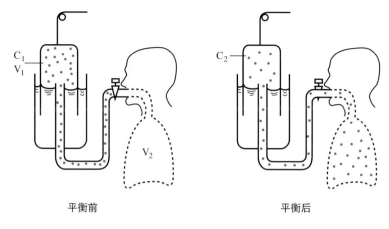

平衡前　　　　　　　　　　　　平衡后

$$C_1 \times V_1 = C_2 \times (V_1 + V_2)$$

图 2-3　用氦气稀释法测量功能残气量

　　氦气平衡前的总量可用公式（浓度 × 容积）来表示：

$$C_1 \times V_1$$

由于没有任何氦气的丢失，平衡前后氦气总量相等：

$$C_2 \times (V_1 + V_2)$$

重新排列上述方程式，计算肺容积（V_2）如下：

$$V_2 = V_1 \times \frac{(C_1 - C_2)}{C_2}$$

　　具体操作时为补充测试时消耗的氧气和二氧化碳，肺量计内同时也加入等量的氧气和二氧化碳。

　　另一种测量 FRC 的方法是体描箱（图 2-4）。受试者坐在一个像电话亭一样的密闭舱内。平静呼气末时，夹住咬嘴并让受试者吸气。当受试者努力吸气时，他（她）的肺内气体量增加，肺容积增加。根据波义耳（Boyle）定律：（在恒定温度下）压力 × 容积为常数。因此受试者周围（舱内）的气体量减少，舱内的压力上升。

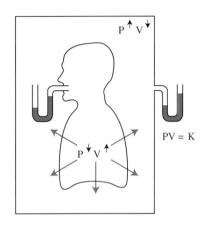

图 2-4 用体描箱测量功能残气量。当受试者在密闭的气道内用力吸气时，他的肺容积可轻度增加，气道压下降，箱内压力上升。根据 Boyle 定律，即可计算出肺容积（见文中）

假如吸气努力前后舱内的压力分别是 P_1 和 P_2，V_1 代表吸气努力前舱内的容积，ΔV 代表舱内气体容积的变化，则：

$$P_1 V_1 = P_2 (V_1 - \Delta V)$$

由此，可得到 ΔV。

接下来，继续应用 Boyle 定律计算肺内气体容积：

$$P_3 V_2 = P_4 (V_2 + \Delta V)$$

P_3 和 P_4 分别代表吸气努力前后口腔压，V_2 代表 FRC。由此计算出 FRC。

体积描记法（体描法）测量的是肺内气体总容积，包括那些陷闭在已闭合气道远端的气体（如图 7-9 所示），而这部分气体并未与口腔外的气体进行交换。相反，氦气稀释法测定的是能进行交换或通气的气体量。在健康的受试者中，这两种方法测出的容积是一样的，但对于罹患肺部疾病的患者，可能因为部分气体陷闭在阻塞的气道远端而导致可通气的肺容积小于真正的肺总容积。

肺容积

- 潮气量和肺活量可以用肺量计测出。
- 肺总量、功能残气量和残气量则需要氦气稀释法或体描法测量。
- 氦气在血液中的溶解度非常低，因此可用于测量以上参数。
- 体描法的理论基础是 Boyle 定律：当温度恒定时 PV=K。

第 2 节　通　气

　　假设呼吸频率是 12 次 / 分，每次呼出潮气量 500 ml（图 2-1），则呼出的每分通气量是 500×12=6000 ml/min。这就是**总通气量（total ventilation）**或**每分通气量（minute ventilation）**。通常每次吸入的气体稍多，原因是气体交换时摄入的氧气比排出的二氧化碳更多。健康成年人在静息状态下，总通气量通常为 5000 ～ 6000 ml/min，运动或某些刺激下通气量会大幅上升。

　　然而不是所有经口吸入的气体都会到达肺泡（气体交换的部位）。如图 2-1 所示，吸入的 500 ml 气体中，有 150 ml 留在了解剖无效腔。因此每分钟进入呼吸区的气体总量是（500 − 150）× 12 = 4200 ml/min，称为**肺泡通气量（alveolar ventilation）**。理解这一点非常重要，因为肺泡通气量才能代表真正进行气体交换的吸入气体量（严格来讲，肺泡通气量也可在呼气时测定，通常与吸气时的测定值相同）。注意，即便每次呼吸只有 350 ml 新鲜气体进入肺泡，肺泡容积仍然会在潮气量时达到最大，因为在每次吸气新鲜气体进入之前，上次呼气留在解剖无效腔的 150 ml 气体已经进入肺泡了。

　　测定总通气量（或每分通气量）是比较容易的。让受试者通过一个带活瓣的装置进行呼吸，使吸入气和呼出气分开，并用一个袋子收集所有的呼出气体即可。而肺泡通气量则较难测定。一种方法是测定解剖无效腔的容积（见后文）并计算解剖无效腔通气量（无效腔容积 × 呼吸频率），然后用总通气量减去解剖无效腔通气量。

图 2-5 对此进行了很好的阐释，V 代表容积。T、D 和 A 分别代表潮气量、无效腔和肺泡通气量。已知：

$$V_T = V_D + V_A$$

设呼吸频率为 n，则：

$$V_T \cdot n = V_D \cdot n + V_A \cdot n$$

因此：

$$\dot{V}_E = \dot{V}_D + \dot{V}_A$$

$\dot{V}$ 代表单位时间的容积，$\dot{V}_E$ 代表呼气总（每分）通气量，$\dot{V}_D$ 和 $\dot{V}_A$ 分别代表无效腔和肺泡通气量（符号的意义见附录 A）。

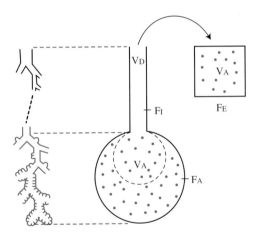

图 2-5 潮气量（V_T）是解剖无效腔（V_D）与肺泡通气（V_A）的总和。CO_2 的浓度在图中以点表示。F，浓度分数（fractional concentration）；I，吸气；E，呼气。与图 1-4 相比

重新排列上述方程式，可得出肺泡通气量，即参与气体交换的通气部分，这是由总通气量和无效腔通气量之间的平衡决定的：

$$\dot{V}_A = \dot{V}_E - \dot{V}_D$$

当然，这种方法的难点是解剖无效腔难以测定，虽然假定的数值很接近真实值。需要注意的是增加潮气量或增加呼吸频率（或两者均增加）都可以增加肺泡通气量。增加潮气量的效率更高，因为这种方法可以降低每次解剖无效腔通气所占的比例（称为无效腔分数）。

另一种测定肺泡通气量的方法是测定正常受试者呼出气的 CO_2 浓度（图 2-5）。吸入气体中的一小部分不含 CO_2，被留在传导气道中。由于解剖无效腔没有气体交换，所以吸气末无效腔内没有 CO_2（空气中所含的微量 CO_2 可以忽略不计）。因此，所有的 CO_2 均来自肺泡气，

$$\dot{V}CO_2 = \dot{V}_A \times \frac{\%CO_2}{100}$$

$\dot{V}CO_2$ 指 CO_2 的排出或产生量，$\frac{\%CO_2}{100}$ 通常被称作浓度分数（fractional concentration），以 FCO_2 来表示。因此：

$$\dot{V}CO_2 = \dot{V}_A \times FCO_2$$

即：

$$\dot{V}_A = \frac{\dot{V}CO_2}{FCO_2}$$

因此，用总的二氧化碳排出量除以呼出气二氧化碳浓度就可以得出肺泡通气量。

值得注意的是，二氧化碳分压（PCO_2）与肺泡气 CO_2 浓度成正比，即 $PCO_2 = FCO_2 \times K$，K 是常数。因此：

$$\dot{V}_A = \frac{\dot{V}CO_2}{PCO_2} \times K$$

这个公式称为肺泡通气公式。

由于健康人肺泡 PCO_2 与动脉血 PCO_2 的水平所差无几，因此，可以用动脉血 PCO_2 的值代表肺泡通气。肺泡通气和 PCO_2 的关系至关重要，比如肺泡通气减半（而 PCO_2 的产生不变），则

肺泡和动脉 PCO_2 的水平会加倍。静息状态下 CO_2 的产量是恒定的，但代谢活动可以影响到 CO_2 的产量，运动、发热、感染、营养摄入、癫痫发作等因素会使 CO_2 产生增加，而体温降低和禁食等因素则会导致 CO_2 产生减少。

第 3 节　解剖无效腔

解剖无效腔指的是传导气道的容积（图 1-3 和图 1-4）。正常值约为 150 ml，用力吸气时传导气道周围肺实质的扩张会牵拉气道，导致无效腔增加。无效腔容积也和身材及体位有关。

解剖无效腔容积也可用 Fowler 法测定（图 2-6A）。让受试者通过一个阀箱进行呼吸，用快速氮气分析仪的采样管在口唇处连续取样气体（图 2-6A）。当受试者一口气吸入 100% 纯氧时，随着无效腔气体被肺泡气体所取代，N_2 浓度会上升。最后，气体浓度平衡，代表的是纯粹的肺泡气。这一时期称之为肺泡"平台"，正常个体此期平台略有坡度，而罹患肺部疾病的人群则表现为陡直上升段。同时记录呼出气量。有时用于测量的气体会替换为二氧化碳，但在罹患肺部疾病的患者中，由于血流和肺部通气的不均一性，测量会变得尤为复杂。

如图 2-6B 所示，以呼出气量为横坐标，呼出气氮浓度为纵坐标，在图中画一条垂直于横坐标的虚线，使得 A 的面积等于 B 的面积，则该虚线所对应的容积就是解剖无效腔。实际上这种方法测定的是从解剖无效腔到肺泡气传导中点部位的传导气道的容积。

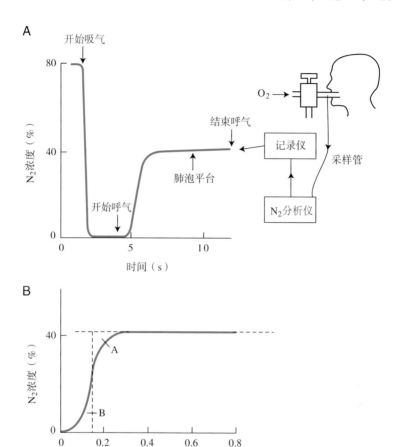

图 2-6 Fowler 法，快速氮气分析仪检测解剖无效腔。A 图表明在试验性吸入 100% 氧气后，呼气相氮气浓度上升至一个平台，代表着完全来自肺泡的气体。B 图绘制出了呼出气体中氮气的浓度，无效腔相当于垂直于横坐标虚线对应的容积，此虚线使得 A 和 B 的面积相同

第 4 节　生理无效腔

另一个计算生理无效腔的方法是 Bohr 公式。图 2-5 显示所

有呼出的 CO_2 都是肺泡气而非来自无效腔。因此：

$$V_T \cdot F_ECO_2 = V_A \cdot F_ACO_2$$

回顾一下，潮气量由肺泡容积与无效腔容积组成：

$$V_T = V_A + V_D$$

根据上式，得出：

$$V_A = V_T - V_D$$

将上式代入上述第一个方程式，可得出：

$$V_T \cdot F_ECO_2 = (V_T - V_D) \cdot F_ACO_2$$

由此可得出无效腔容积与潮气量的比值为：

$$\frac{V_D}{V_T} = \frac{(P_ACO_2 - P_ECO_2)}{P_ACO_2} \quad (\text{Bohr 公式})$$

A 代表肺泡，E 代表混合呼出气（见附录 A）。静息呼吸时无效腔与潮气量的比值为 0.2 ~ 0.35。健康人肺泡 PCO_2 与动脉血 PCO_2 的水平所差无几，因此，上述公式可写为：

$$\frac{V_D}{V_T} = \frac{(PaCO_2 - P_ECO_2)}{PaCO_2}$$

需要说明的是 Fowler 公式和 Bohr 公式是有所不同的。Fowler 公式测定的是吸入气体和肺内已有气体之间快速稀释的传导气道的容积（图 1-5），由于它取决于快速扩张气道的几何学特征并反映了肺的形态学，因此称之为**解剖无效腔（anatomic dead space）**。Bohr 公式测定的是未参与清除 CO_2 的肺容积，即功能测定，因此它测出的容积是**生理无效腔（physiologic dead space）**。健康人群两者几乎是一样的，但在患有急慢性肺部疾病患者中，由于通气和血流的失衡可能导致生理无效腔远大于解剖无效腔（见第 5 章）。生理无效腔的容积至关重要。生理无效腔越大，则需要更大的总通气量以保证足够的气体进入肺泡参与气体交换。

通 气

- 总通气量 = 潮气量 × 呼吸频率。
- 肺泡通气量指的是进入肺泡的新鲜气体之和,或 $(V_T - V_D) \times n$。
- 解剖无效腔是传导气道的容积,成人约为 150 ml。
- 生理无效腔是未参与清除 CO_2 的气体容积。
- 健康个体两种无效腔几乎是一样的,但在急慢性肺部疾病患者中生理无效腔均有所增加。

第 5 节 通气在不同区域的差异

到目前为止,我们都假设健康的肺所有区域的通气功能相同。然而,已有研究证明肺底的通气好于肺尖。让受试者吸入放射性氙气可以很容易观察到上述现象(图 2-7)。当氙 -133(^{133}Xe)进入目标区域时,它的放射性会穿透胸壁并且可以用计数器或放射相机计数。通过这种方法就可以计算出吸入的氙气在不同区域的分布情况。

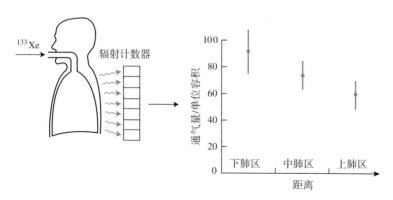

图 2-7 通过放射性氙气来检测不同区域的肺通气。当气体被吸入时,可以通过体外的计数器检测氙气的放射性。注意直立体位时从肺底到肺尖的通气是逐渐减少的

图 2-7 显示的是若干健康受试者吸入氙 -133 后气体分布的情况。可以看出每单位通气容积在肺底分布最多，而向肺尖逐渐减少。其他研究还包括当受试者平躺时这种气体分布的差别消失，也就是肺尖和肺底气体分布相似。但是，仰卧位时背侧较腹侧通气为多。与之类似，侧卧位时，重力依赖区的通气最好。通气在不同区域差异的原因详见第 7 章。

关键概念

1. 不能用肺量计测定的肺容积包括肺总量、功能残气量和残气量。可以使用氦气稀释法或体描法来测定。
2. 肺泡通气量指的是每分钟进入呼吸区的新鲜气体（不包括无效腔）量，可以用肺泡通气公式计算，即 CO_2 产量 / 呼出气 CO_2 浓度。
3. 肺泡气和动脉血 CO_2 浓度（CO_2 分压）与肺泡通气量成反比。
4. 解剖无效腔指的是传导气道的容积，可用一口气吸入 100% 氧气法测定 N_2 浓度来计算（Fowler 法）。
5. 生理无效腔指的是未参与清除 CO_2 的肺容积，可运用 Bohr 公式中的动脉及呼出气 CO_2 来计算。
6. 由于重力作用，肺底较肺尖通气更好。

临床病例解析

　　一名 20 岁的女大学生凌晨 1 点被送到急诊室，意识模糊，不能言语，呼吸有强烈的酒精味。送她来的朋友未提供任何信息就离开了。考虑到她的气道保护能力和可能存在的口腔分泌物误吸入肺的情况，急诊科医生给予了气管插管，即经口将一根导管置入气管以便连接呼吸机。呼

吸机的模式允许患者以自己的呼吸频率和潮气量进行呼吸。呼吸治疗师检查了呼吸机界面的信息后发现她的呼吸频率是 8 次 / 分，而潮气量是 300 ml。

- 与同龄人比，这名患者总通气量如何？为什么会发生这种变化？
- 她的无效腔占潮气量的比例与患病前相比如何？
- 与患病前相比，您推测她的动脉 PCO_2 会如何变化？

单选题

1. 一个没有潜在肺部疾病的健康人以如下图所示的体位躺在平台上，你认为肺部的哪个标记区域（A ～ C）有最大的单位容积通气量呢？

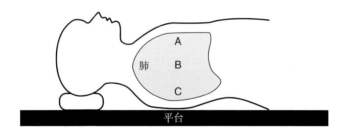

A. A

B. B

C. C

2. 一位既往健康的患者因药物过量陷入昏迷，不能自主呼吸，插管进行机械通气。呼吸机设置为潮气量 450 ml，呼吸频率 12 次 / 分。根据呼吸机和动脉血气的结果，呼吸治疗师评估该患者的无效腔分数（V_D/V_T）为 0.3。请问该患者的肺泡通气量约为多少？

A. 1 L/min

B．1.6 L/min

C．3.8 L/min

D．5.4 L/min

E．7.0 L/min

3．在使用氦气稀释法测定 FRC 时，初始和最终的氦气浓度分别是 10% 和 6%，肺量计容积为 5 L。那么 FRC 是多少升？

A．2.5

B．3.0

C．3.3

D．3.8

E．5.0

4．某患者坐在体描箱内，在声门关闭的情况下用力呼气，以下指标（气道压、肺容积、箱内压力和箱内容积）会发生何种变化？

选项	气道压	肺容积	箱内压力	箱内容积
A.	↓	↑	↑	↓
B.	↓	↑	↓	↑
C.	↑	↓	↑	↓
D.	↑	↓	↓	↑
E.	↑	↑	↓	↓

5．如果 CO_2 产量不变，肺泡通气量增加 3 倍，肺泡 PCO_2 平衡后会是原来水平的百分之多少？

A．25

B．33

C．50

D．100

E．300

6. 一名 56 岁女性，由于急性呼吸衰竭就诊于急诊并进行了机械通气。呼吸机设定为潮气量 750 ml，呼吸频率 10 次 / 分。转到 ICU 后，医生将潮气量下调至 500 ml，增加呼吸频率至 15 次 / 分。患者被深度镇静，除了呼吸机设定的频率以外没有自主呼吸（也就是说总通气量是恒定的）。该患者无发热和癫痫发作，未给予营养治疗。你认为医生调节呼吸机后可能发生以下哪种情况？

   A. 气道阻力降低

   B. 动脉 PCO_2 下降

   C. 肺泡通气量增加

   D. CO_2 产量增加

   E. 无效腔分数增加

7. 40 岁男性患者，由于严重呼吸衰竭在 ICU 接受了机械通气。呼吸机设定为潮气量 600 ml，呼吸频率 15 次 / 分。患者深昏迷，除了呼吸机设定的频率以外没有自主呼吸。在入院第 5 天，患者出现高热，疑诊为新发的血流感染。你认为新发的情况可能导致以下哪种变化？

   A. 解剖无效腔减少

   B. 生理无效腔减少

   C. 动脉 PCO_2 增加

   D. 肺重力依赖区通气增加

   E. 每次呼吸进入肺泡的容积增加

8. 在下图中，蓝线描绘了个体进行肺活量测定时肺容积随时间的变化。下图中标记的哪个容积或容量可以用肺量计测量？

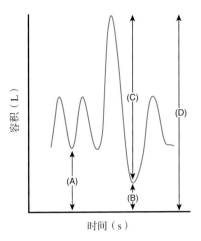

A. A

B. B

C. C

D. D

9. 一名 62 岁男性，因心脏骤停后缺氧性脑损伤，正接受有创机械通气治疗。在住院第 2 天时查看患者，观察到以下数据：

指标	第1天	第2天
$PaCO_2$（mmHg）	45	35
无效腔分数（%）	32	32

患者仍处于昏迷状态，除了呼吸机提供的呼吸外没有任何呼吸。如果在第 1 天和第 2 天之间设定的呼吸频率或潮气量没有变化，下面哪项可以解释该患者动脉 PCO_2 的变化？

A. 新发感染

B. 增加该患者的每分通气量

C. 开始降低该患者的体温

D. 开始通过鼻饲管摄入营养

E. 癫痫反复发作

第 3 章

弥 散

气体如何通过血气屏障

译者：李美元　黄琳娜

校对：黄　絮　夏金根　张泽宇

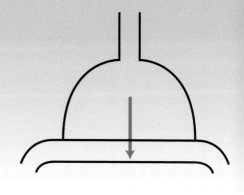

- 弥散定律
- 弥散限制和灌注限制
- 氧气在肺毛细血管中的摄取
- 弥散功能测定
- 血红蛋白反应速率
- **CO 弥散功能的解读**
- **CO_2 经肺毛细血管的转运**

本章讨论的是气体如何以弥散的方式通过血气屏障。首先将介绍气体弥散的基本定律；其后讨论气体弥散限制和灌注限制的区别；然后分析肺毛细血管内氧气的摄取及其在不同情况下的变化；更多的内容还包括如何应用一氧化碳（CO）进行弥散功能的测定，以及如何理解氧气与血红蛋白的有限反应速率；最后，简要地介绍如何解读弥散功能及 CO_2 的弥散特性。阅读本章后，读者应该能够：

- 列出影响气体通过组织界面速率的变量。
- 描述气体灌注限制和弥散限制的区别。
- 预测运动、肺泡毛细血管屏障增厚和肺泡氧分压（PO_2）降低对肺毛细血管氧气摄取的影响。
- 计算一氧化碳在肺内的弥散功能。
- 阐述一氧化碳弥散功能降低的重要性。

上一章我们讨论的是气体如何从大气中进出肺泡。本章我们要讨论的是气体如何通过血气屏障，这一过程称为**弥散**（**diffusion**）。直到 80 年前，一些生理学家还认为肺泡会分泌氧气进入毛细血管，也就是说，氧气以耗能的方式由低分压的区域向高分压的区域移动，类似于鱼鳔耗能的原理。但是，更加精准的检测手段发现，气体在肺部的转运是不耗能的，而是通过被动弥散的方式穿越肺泡壁。

第 1 节　弥散定律

气体通过组织界面的弥散原理称为 Fick 定律（图 3-1）。具体如下：气体通过某界面（以邮票为例）的速度与该界面的面积和界面两侧的气体分压差成正比，而与该界面的厚度成反比。我们已经知道，血气屏障的面积是相当大的（50 ~ 100 m^2），而大部分区域的厚度只有 0.3 μm（图 1-1），因此这个界面是非常有利

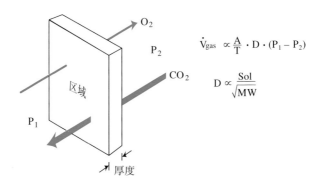

$$\dot{V}_{gas} \propto \frac{A}{T} \cdot D \cdot (P_1 - P_2)$$

$$D \propto \frac{Sol}{\sqrt{MW}}$$

图 3-1　气体通过组织界面的弥散。弥散的气体量与界面的面积（A）、弥散常数（D）及界面两侧的气体分压差（P$_1$-P$_2$）成正比，与界面的厚度（T）成反比。弥散常数（D）与气体的溶解度（Sol）成正比，与气体分子量（MW）的平方根成反比。因此，CO$_2$ 的弥散速率远高于 O$_2$

于气体弥散的。此外，气体弥散的速率还与弥散常数成正比，而这一常数则取决于界面的特性和气体种类。具体来讲，这一常数与气体的溶解度成正比，与气体分子量的平方根成反比（图3-1）。据此，由于 CO_2 的溶解度远远高于 O_2 而二者分子量差别不大，所以 CO_2 的弥散速率是 O_2 的 20 倍。

Fick弥散定律

- 一种气体通过组织界面的弥散速率与该界面的面积和界面两侧分压差成正比。
- 弥散速率与界面厚度成反比。
- 弥散速率与气体在组织中的溶解度成正比，而与气体分子量的平方根成反比。

第 2 节　弥散限制和灌注限制

假设一个红细胞进入一个含有 CO 或 N_2O 的肺泡所对应的肺毛细血管中。血液中的气体分压升高速率如何？图 3-2 显示了红细胞通过毛细血管的时间进程，这个过程大约需 0.75 s。

首先分析 CO，当红细胞进入肺泡毛细血管时，CO 迅速通过菲薄的血气屏障，从肺泡到达红细胞内，引起红细胞内的 CO 含量迅速上升。然而，由于 CO 与血红蛋白（Hb）间的紧密结合，尽管大量的 CO 被红细胞摄入，血液中的 CO 气体分压却并不会上升。因此，红细胞通过毛细血管时，血液中的 CO 分压几乎不变，以至于没有形成明显的反馈压力，气体将会持续快速不断地通过肺泡壁。由此可见，进入血液中的 CO 含量受血气界面的弥散特性所限制，而非流经肺泡的血流量[1]。因此，CO 的转运过程

---

[1] 由于 CO 与血红蛋白的反应速率，上述对 CO 弥散过程的描述可能并不完全准确。

受到弥散限制（diffusion limited）。

　　N_2O 的时间进程正好相反。当气体穿过肺泡壁入血后，并不会与 Hb 结合。因此，不同于血红蛋白与 CO 的高亲和力，血红蛋白与 N_2O 几乎不结合，血液中气体分压迅速上升。实际上，图 3-2 显示当红细胞仅仅通过毛细血管总长度的 1/10 时，血中 N_2O 分压就已经达到肺泡内水平，在该时间点以后肺泡内 N_2O 就无法再被转运了。因此，N_2O 的弥散量完全与流经肺泡的血流量有关，而与血气界面的弥散特性无任何关系。因此，N_2O 的转运过程受到**灌注限制（perfusion limited）**。

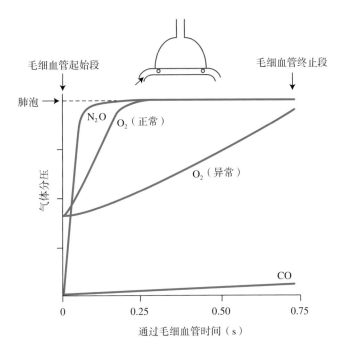

图 3-2　肺毛细血管对 CO、N_2O 及 O_2 的摄取。血液中 N_2O 分压能在早期迅速达到肺泡水平，因此 N_2O 的转运受到灌注限制。相反，血液中 CO 分压基本无变化，因此 CO 的转运受到弥散限制。O_2 的转运过程可为灌注限制或部分弥散限制，取决不同的临床情况

　　那么 O_2 的情况又如何呢？氧气的时间进程介于以上两种气体之间。不同于 N_2O，O_2 可以与 Hb 结合，但不如 CO 与 Hb 的亲和力强。也就是说，当 O_2 进入红细胞时，血氧分压的上升比等分子的 CO 进入血液后气体分压的上升快得多。图 3-2 显示：由于混合静脉血含有 O_2，因此在其进入毛细血管前红细胞 PO_2 就已达到肺泡 PO_2 水平的 40%。在静息状态下，红细胞经过毛细血管长度的 1/3 时，其 PO_2 已经与肺泡 PO_2 水平相当。这种情况下，O_2 的转运过程与 N_2O 一样是受到灌注限制的。但在某些病理情况下，当肺弥散功能受损时，例如血气屏障（弥散膜）增厚，血液在经过毛细血管末端时其 PO_2 仍未达到肺泡 PO_2 水平，那么此时 O_2 的转运过程也受到一定程度的弥散限制。

　　更加深入的分析显示：某种气体是否为弥散限制本质上取决于它在血气屏障与血液中溶解度的差异（即解离曲线的斜率，参见第 6 章）。对于类似于 CO 的气体，两者的溶解度完全不同；而对于类似于 N_2O 的气体，两者的溶解度相同。这就好比羊群通过一个门进入牧场的速度，如果门很窄而牧场很大，那么单位时间内羊群进入牧场的数量是受门的尺寸所限（弥散限制）。如果门和牧场都很小（或是很大），则单位时间内羊群进入牧场的数量受牧场大小所限（灌注限制）。

第 3 节　氧气在肺毛细血管中的摄取

　　下面我们将深入探讨血液通过肺毛细血管时对 O_2 的摄取。图 3-3A 显示进入毛细血管红细胞内的 PO_2（被称为混合静脉 PO_2），正常值约为 40 mmHg，仅 0.3 μm 厚的血气屏障对侧，肺泡 PO_2 是 100 mmHg。氧气在巨大的压力梯度下快速流动，红细胞内 PO_2 快速上升。实际上，如前所述，当红细胞仅仅通过 1/3 长度的毛细血管时，大约用时 0.25 s，红细胞内 PO_2 就已经非常接近肺泡内水平了。因此，在正常情况下，肺泡和毛细血管末端血之间的 PO_2 相差很小，两者差距不及 1 mmHg。由于红细胞内 PO_2 与肺泡内 PO_2 达到平衡只用了红细胞在肺毛细血管中通过的一小部分时间，因此，健康肺的弥散储备功能是很强大的，在血气屏障增厚或血气屏障两侧的压力梯度降低等特殊情况下可以起到很好的代偿作用。

在剧烈运动时，肺部血流量明显增加，红细胞通过肺毛细血管的时间会缩短至正常值（约 0.75 s）的 1/3 左右。虽然氧合的时间就缩短了，但在健康个体中，仍然可以保证肺毛细血管末端血中的 PO_2 基本不下降；而当疾病导致血气屏障显著增厚时，氧气弥散受阻，红细胞内 PO_2 的升高速率会相应地变缓，以至于毛细血管末端 PO_2 很难达到肺泡 PO_2 的水平。这种情况下，肺泡和肺毛细血管末端的 PO_2 之间就会存在差值。

另一个影响弥散的因素是肺泡内低 PO_2（图 3-3B）。假设肺泡内 PO_2 降低至 50 mmHg（如进入高海拔区域或吸入低浓度氧气），那么肺毛细血管起始处红细胞内的 PO_2 只有 20 mmHg，此时驱动氧气通过血气屏障的气体分压差由 60 mmHg（图 3-3A）降到 30 mmHg，因此，氧气移动速度会更加缓慢。此外，由于低 PO_2 时氧解离曲线变得陡直，在血液中增加相同的氧气浓度情况下，PO_2 上升速率亦会降低（见第 6 章）。基于以上两种原因，PO_2 在毛细血管内的升高速率相对缓慢，难以达到肺泡内 PO_2 水平。因此，在高海拔地区进行高强度运动是能够较好地检验健康个体是否存在氧气弥散功能障碍的一种方式。同样地，对于血气屏障增厚的患者，降低吸入氧浓度，尤其同时进行运动时，最有可能发现患者存在弥散功能障碍。

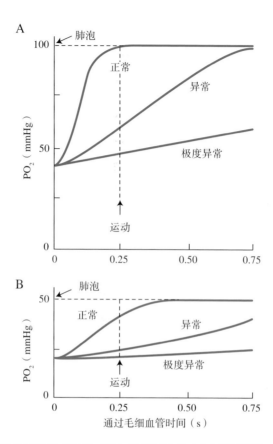

图 3-3　弥散功能正常或异常（例如疾病导致的血气屏障增厚）时，毛细血管中 O_2 弥散的时间进程曲线。A 为肺泡氧分压正常时的时间进程曲线。B 为肺泡氧分压降低时较为缓慢的时间进程。两种情况下，高强度运动均会缩短氧合时间

氧气通过血气屏障的弥散过程

- 静息时红细胞流经肺毛细血管的时间仅需 0.75 s。
- 静息时血 PO_2 在血液流过毛细血管总时间的 1/3 后就已接近肺泡水平。
- 正常肺氧通过血气屏障的弥散储备功能很强大。
- 运动时，红细胞流经肺毛细血管的时间缩短。
- 运动、肺泡低氧和血气屏障增厚可以检验肺的弥散功能。

第4节　弥散功能测定

肺弥散功能的测定对临床和研究都有帮助。由于 CO 的转运仅受到弥散限制，因此 CO 是测定肺弥散功能的首选气体。在某些情况下 O_2 也存在弥散限制，因此低氧状况下 O_2 也曾作为测定气体（图 3-3B），但这种技术已经被摒弃了。

弥散公式（图 3-1）告诉我们通过某组织界面的气体总量与弥散面积（A）、弥散常数（D，与气体的溶解度和分子量有关）和弥散面两侧的气体分压差成正比，与弥散面的厚度（T）成反比。即：

$$\dot{V}_{gas} = \frac{A}{T} \cdot D \cdot (P_1 - P_2)$$

但由于人类的血气屏障相对复杂，在活体中测量弥散面积和厚度无法实现，因此，该公式可以简化为：

$$\dot{V}_{gas} = D_L \cdot (P_1 - P_2)$$

其中，D_L 称为**肺的弥散功能**（**diffusing capacity of the lung**），包括弥散面积、弥散厚度以及弥散膜和弥散气体的性质。因此，CO 的弥散功能可以表示为：

$$D_L = \frac{\dot{V}CO}{(P_1 - P_2)}$$

其中，P_1 和 P_2 分别代表肺泡气和肺毛细血管中的 CO 分压。但是如前所述（图 3-2），肺毛细血管中的 CO 水平低到可以忽略不计，因此，公式可表达为：

$$D_L = \frac{\dot{V}CO}{P_ACO}$$

换言之，CO 的弥散功能等于每分钟每 mmHg 的肺泡 CO 分压所能转运的 CO 量（ml）。

我们经常采用**一口气法**（**single-breath method**）测定弥散功

能。具体过程是：单次吸入被稀释的 CO 混合气体，计算 10 s 的屏气过程中肺泡气中 CO 的下降速率。通常可用红外线探测仪测定吸入气与呼出气的 CO 浓度。屏气过程中肺泡内 CO 浓度并不恒定，但差异小到可以被忽略。吸入气体中也可加入氦气，通过稀释法测定肺容积。

静息状态下，CO 弥散功能正常值约为 25 ml/(min·mmHg)；运动时由于肺毛细血管的开放及舒张，肺毛细血管血容量增加，被吸收的 CO 也相应增加，最终导致弥散功能达静息状态下的 2 ~ 3 倍（见第 4 章）。

弥散功能的测定
- 一氧化碳的弥散限制特性使得该气体最常用于肺弥散功能的测定。
- 正常的弥散功能约为 25 ml/(min·mmHg)。
- 运动时弥散功能会增加。

第 5 节　血红蛋白反应速率

目前为止，我们假设 O_2 及 CO 流动的全部阻力存在于血气屏障。然而，图 1-1 指出从肺泡壁到红细胞中心的弥散路径长度超过肺泡壁本身的厚度，因此弥散的部分阻力位于毛细血管内。此外，另一类弥散阻力来源于 O_2 或 CO 与红细胞内血红蛋白结合时的有限的反应速率，这类阻力与弥散共同讨论时更容易被理解。

当 O_2（或 CO）弥散入血时，其与血红蛋白结合的反应速率极快，从开始到结束仅需 0.2 s。然而，由于氧合反应在肺毛细血管内的速率极快（图 3-3），即便上述如此之快的结合反应速率也会显著影响红细胞对 O_2 的装载。因此，O_2（或 CO）的摄取可分为两阶段：其一，O_2 弥散经过血气屏障（包括血浆及红细胞内部）；其二，O_2 与血红蛋白的氧合反应（图 3-4）。实际上，我们将两种阻力合称为总弥散阻力。

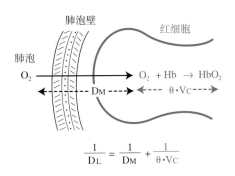

$$\frac{1}{D_L} = \frac{1}{D_M} + \frac{1}{\theta \cdot V_C}$$

图 3-4　肺的弥散功能（D_L）包含两方面：其一为弥散过程本身，其二为 O_2（或 CO）与血红蛋白反应的时间

　　肺的弥散功能可定义为 $D_L = \dot{V}_{gas} / (P_1 - P_2)$，即气体流量和肺泡与毛细血管中气体压力差的比值。因此 D_L 的倒数为压力差与气体流量的比值，相当于物理学概念中的电阻。如图 3-4，血气屏障（弥散膜）的阻力可用 $1/D_M$ 表示，其中 M 代表弥散膜；O_2（或 CO）与血红蛋白氧合反应的速率可用 θ 表示，定义为单位时间内每 mmHg 的 O_2 或 CO 分压可以使多少体积的 O_2 或 CO 与 1 ml 血液相结合（ml/min）。这相当于 1 ml 血液的"弥散功能"，当与毛细血管总血流量（V_C）相乘时，则相当于 O_2 与血红蛋白结合的有效"弥散功能"，其倒数 $1/(\theta \cdot V_C)$ 表示此反应的阻力。由于跨越血气屏障和与血红蛋白结合的过程本质上是串联的，因此可以通过将弥散膜的阻力（$1/D_M$）和血液提供的阻力相加得到总弥散阻力。表示为：

$$\frac{1}{D_L} = \frac{1}{D_M} + \frac{1}{\theta \cdot V_C}$$

　　实践中，弥散膜的阻力与血液中的阻力近似相等，因此疾病状态下毛细血管血流量下降或血红蛋白浓度降低时，测定的肺弥散功能也会下降。当吸入含有高浓度 O_2 的混合气体时，由于 O_2 与 CO 竞争性地与血红蛋白结合，CO 与血红蛋白的结合速率，即 θ 会下降，最终测定的弥散功能会由于 O_2 的混入而下降。事实上，我们可在不同肺泡氧分压的情况下测定 CO 的弥散功能，以区分 D_M 及 V_C 导致的弥散功能变化。

O_2 及 CO 与血红蛋白的反应速率

- O_2 与血红蛋白结合的速率很快，但由于 O_2 通过毛细血管的时间极短，故氧合反应速率成为限制弥散的因素之一。
- O_2 通过血气屏障的阻力（弥散膜阻力）与血液中 O_2 与血红蛋白结合的阻力近似相等。
- CO 的弥散速率可随肺泡氧分压的改变而改变。因此，我们可在不同肺泡氧分压的情况下测定 CO 的弥散功能，以区分血气屏障阻力和毛细血管血流阻力所导致的弥散功能变化。

第 6 节　CO 弥散功能的解读

我们已经认识到 CO 的肺弥散功能不仅取决于血气屏障（即弥散膜）的面积和厚度，还取决于肺毛细血管内的血流量及血红蛋白的浓度。此外，在病变的肺组织中，弥散功能的测量还受到弥散特性分布、肺泡容积及毛细血管血流量的影响。因此，"**转运因子（transfer factor）**"（欧洲国家常用该术语）有时用于强调弥散功能的测量不仅仅反映肺的弥散特性。为了在临床实践中获得更多关于血气屏障本身的具体信息，测量的弥散功能根据血红蛋白浓度和肺泡容积进行调整。

第 7 节　CO_2 经肺毛细血管的转运

我们已经知道，由于 CO_2 的溶解度远高于 O_2，因此 CO_2 的

组织弥散速率约为 O_2 的 20 倍（图 3-1）。因此看起来弥散功能障碍几乎不会影响 CO_2 的清除，但事实上，这只适用于大多数情况。CO_2 在血液中的反应很复杂（详见第 6 章），尽管我们并不知道某些反应的具体反应速率，但我们推测当血气屏障功能障碍时，毛细血管末端与肺泡气体之间会产生 CO_2 分压差。

关键概念

1. Fick 定律表明：一种气体通过组织界面的弥散速率与该界面的面积及界面两侧的压力差成正比，与界面厚度成反比。
2. 弥散限制和灌注限制性气体分别为 CO 和 N_2O。O_2 的转运通常为灌注限制，但在某些情况下，如高强度运动、血气屏障增厚或肺泡低氧时，亦会出现一定程度的弥散限制。
3. 肺弥散功能可通过吸入 CO 测定。运动时弥散功能显著增加。
4. 氧气与血红蛋白结合的有限的反应速率可能为限制其转运入血的因素，与弥散速率降低产生的效果类似。
5. CO_2 通过血气屏障可能不受弥散限制。

临床病例解析

　　40 岁的女性患者，无吸烟嗜好，近 6 个月呼吸困难进行性加重。查体：呼吸频率增快，深吸气时胸廓扩张受限；听诊双侧背部下肺区域可闻及吸气相爆裂音。胸部 X 线片：肺容积缩小，下肺可见网格影（reticular）。肺功能检查：肺容积下降，CO 弥散功能为下降至正常值的一半。患者静息及在诊室中快速行走后分别测量动脉血气，静息动脉 PO_2 正常，运动后动脉 PO_2 明显下降。行外科肺活检提示：密集的纤维化伴有胶原

沉积及肺泡壁增厚。

- CO 弥散功能下降的原因是什么?
- 运动时动脉 PO_2 下降的原因是什么?
- 如何提高血气屏障转运氧气的能力?
- 患者的动脉 PCO_2 会如何变化?

单选题

1. 根据 Fick 定律,当气体通过一组织界面时,若气体 X 的溶解度及分子量均为气体 Y 的 4 倍,则气体 X 与气体 Y 的弥散速度比是多少?

A. 0.25

B. 0.5

C. 2

D. 4

E. 8

2. 一受试者运动时均匀地吸入低浓度 CO。如果肺泡 PCO 为 0.5 mmHg,CO 的摄取率为 30 ml/min,则肺对 CO 的弥散功能为多少?

A. 20 ml/(min·mmHg)

B. 30 ml/(min·mmHg)

C. 40 ml/(min·mmHg)

D. 50 ml/(min·mmHg)

E. 60 ml/(min·mmHg)

3. 正常个体中,弥散功能倍增会导致以下何种情况?

A. 平静呼吸时动脉 PCO_2 下降

B. 受试者吸入 10% 氧气时,静息状态下氧摄取增加

C. 麻醉时,NO 摄取增加

D. 平静呼吸时,动脉 PO_2 增加

E．高海拔地区，最大氧摄取增加

4．下图描述了两种气体（气体 A 和气体 B）在血液通过肺毛细血管时氧分压变化的时间过程。这两种气体中哪一种受到弥散限制？

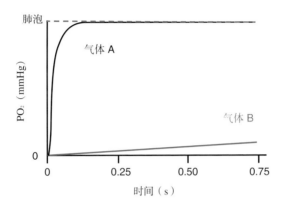

A．气体 A
B．气体 B

5．下图描述了在两种情况下（A 和 B）血液流过肺毛细血管时 PO_2 的变化。与条件 A 相比，以下哪项可以解释在条件 B 下观察到的 PO_2 变化的时间过程？

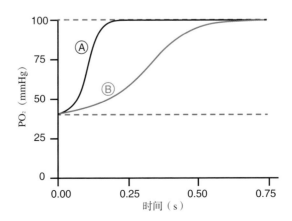

A．海拔升高

B．每分通气量下降

C．运动

D．吸入氧浓度增加

E．血气屏障增厚

6. 一名 48 岁患者，呼吸困难进行性加重，行肺功能检查发现 CO 弥散功能为 32 ml/(min·mmHg)，比预测值高 10%。以下哪种情况可以解释这一观察结果？

A．弥漫性肺泡出血，红细胞渗入肺泡腔

B．肺气肿，导致肺毛细血管的丧失

C．肺栓塞，部分肺缺少血供

D．肺纤维化，导致血气屏障增厚

E．严重贫血

7. 一名 63 岁不明原因肺纤维化的男性患者拟行肺移植术，术前行心肺运动试验。既往肺活检提示血气屏障较薄部分厚度约 0.9 μm。CO 弥散功能仅占预计值的 40%。与健康人相比，此患者的心肺运动试验结果如何？

A．解剖无效腔减少

B．肺泡 PO_2 下降

C．动脉 PO_2 下降

D．吸入气 PO_2 下降

E．通过血气屏障的弥散速率增加

8. 一名 58 岁女性患者长期服用布洛芬治疗骨关节炎，因过度疲劳就诊。实验室检查提示血红蛋白 90 g/L（正常值为 130～150 g/L）。该患者会出现下列哪项异常情况？

A．CO 弥散功能下降

B．功能残气量下降

C．残气量下降

D．生理无效腔增加

E．上肺通气量增加

9．下图显示了正常肺和弥漫性肺实质疾病患者肺的组织病理学标本。在每张图中，肺毛细血管位于肺泡壁。与正常肺相比，下列哪种情况会在患者身上出现？

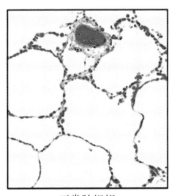 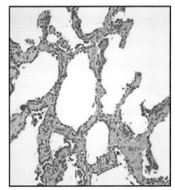

正常肺组织 　　　　　　患者肺组织

A．运动时肺泡和毛细血管末端 PO_2 会出现差值

B．肺泡 PO_2 增加

C．CO 弥散功能增加

D．氧气通过血气屏障的速率增加

E．氧气与血红蛋白反应速率增加

第4章
血流和代谢

肺循环如何运输气体及转化
某些代谢产物

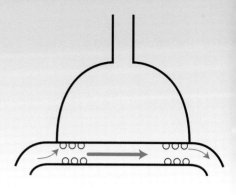

译者：王瑜琼　校对：夏金根　张泽宇

本章讲述的是气体在肺部的运输。首先会涉及肺血管内外压力差，然后介绍肺血管阻力。接着，我们将关注总体肺血流的测量以及其由于重力作用引起的分布不均一。需要重点掌握循环的主动控制和肺部液体平衡。最后还会涉及肺循环的其他功能，尤其是肺的代谢功能。阅读本章后，读者应该能够：

- 预测肺容量、肺血管压力和肺泡氧张力的变化对肺血管阻力的影响
- 计算肺血管阻力、心输出量和净毛细血管滤过压
- 描述肺泡压、肺动脉和肺静脉压的平衡如何影响不同肺区的血流
- 解释低氧性肺血管收缩的机制和生理学作用
- 描述各种物质穿过肺循环时的结局

肺循环始于主肺动脉,接受右心室泵出的混合静脉血。肺动脉的分支走行与气道相似(图 1-3),并且二者直至终末细支气管均是伴行的,常称为气管支气管束。最后它们分支供应分布于肺泡壁的毛细血管床(图 1-6、图 1-7)。肺毛细血管床在肺泡壁形成一个高密度的血管网,以维持高效的气体交换(图 1-1、图 1-6、图 1-7)。如此丰富的血管网使得一些生理学家认为,独立的毛细血管网的说法是有误导性的,他们更倾向于认为毛细血管床是整片的、被分隔的血管网(图 1-6),就如同地下停车场。毛细血管床中的氧合血液汇入走行于肺小叶间的肺小静脉,并最终汇聚成四大静脉流入左心房。

这看上去似乎是一个缩小版的始于主动脉结束于右心房的体循环。然而,肺循环与体循环之间存在重要的差异。

第 1 节　肺血管压力

肺循环的压力非常低。肺动脉主干平均压力仅约为 15 mmHg;收缩压和舒张压分别约为 25 mmHg 和 8 mmHg,并且压力极易变化(图 4-1)。而与之不同的是,主动脉的平均压力为 100 mmHg,大约是肺动脉的 6 倍之多。右心房和左心房压力差异并不大,分别约为 2 mmHg 和 5 mmHg。因此,肺循环和体循环入口到出口的压力差分别约为 (15 − 5) = 10 mmHg 和 (100 − 2) = 98 mmHg,有 10 倍的差异。

肺动脉及其分支的管壁菲薄,平滑肌的含量很少(易与静脉混淆),这种结构是维持其低压状态的基础。这与体循环截然不同。体循环的动脉管壁普遍较厚,并且平滑肌细胞丰富,小动脉的这一结构特点尤其明显。

这种结构的差异反映了两种循环系统的不同功能。体循环调节各脏器血供，包括那些可能高出心脏平面很多的器官（比如举起的手臂）。而肺循环需要持续接受全部心输出量。由于肺循环很少涉及将血液从一个区域转移到另一个区域（局部肺泡缺氧是例外，见下文），因此其压力可以低至保证肺尖血流即可。这可以使得右心做尽量少的功即可确保肺部的气体交换安全有效。

肺毛细血管的压力尚不清楚。有力的证据表明其介于肺动脉与肺静脉压力之间，而且其压力降低发生于毛细血管床本身。毫无疑问地，肺循环的分布比体循环对称很多，体循环的压力降低仅存在于毛细血管上游（图 4-1）。此外，全肺毛细血管压力受静水压的影响存在很大差异（见下文）。

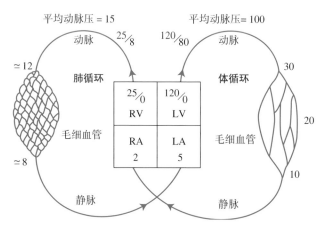

图 4-1 肺循环和体循环压力（mmHg）的比较，因静水压的差异而变化

第 2 节　肺血管周围压力

肺毛细血管是非常独特的，因为它被气体环绕包围（图 1-1、图 1-7）。肺泡壁内衬着一层很薄的上皮细胞，其对毛细血管的支持作用较小，使得毛细血管易因其内外压力的变化而出现塌陷或过度扩张。毛细血管外的压力非常接近肺泡压力（肺泡压力一般

接近大气压；屏气时，声门开放，肺泡压力就等于大气压）。在某些特殊情况下，毛细血管外压力可能由于肺泡内液体表面张力而减小。但是通常，该压力就是肺泡压力，并且该压力上升超过毛细血管内压力时，毛细血管就出现塌陷。毛细血管内外的压力差常称为**跨毛细血管壁压（transmural pressure）**。

肺动脉与肺静脉周围的压力是多少呢？其相对于肺泡压要低很多。当肺扩张时，大血管被周围的弹性肺组织径向牵拉开（图4-2、图4-3）。因此，大血管外压力是低的。实际上有证据表面此压力比环绕在肺组织周围的压力低（胸腔内压）。用机械原理可以解释此现象，其相当于一个相对硬质的结构材料如血管或支气管置于一个迅速扩张的弹性材料如肺实质中的状态。在任何情况下，当肺扩张时肺动静脉的管径均增大。

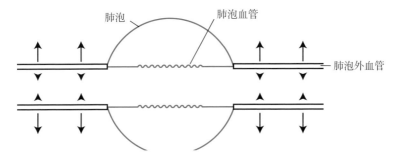

图 4-2　肺泡血管和肺泡外血管。肺泡血管主要是毛细血管，暴露于肺泡压。肺泡外血管由周围的弹性肺组织径向牵拉开，因此其周围的压力低于肺泡压 [引自 Hughes JMB，Glazier JB，Maloney JE, et al. Effect of lung volume on the distribution of pulmonary blood flow in man. *Respir Physiol*. 1968；4（1）：58-72.]

肺毛细血管与**大血管（the larger blood vessels）**是迥然不同的，分别被称为肺泡血管和肺泡外血管（图4-2）。肺泡血管受肺泡压力影响，它包括肺毛细血管和途经肺泡壁之间的微血管，其管径的大小取决于肺泡内压和血管内压力。肺泡外血管包括所有

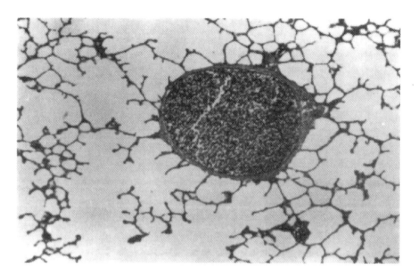

图 4-3　肺组织切片显示的大量肺泡血管和肺泡外血管（此图中为小静脉）及其周围的血管鞘

走行于肺实质的动、静脉，其管径主要取决于肺容积，因为肺容积决定了作用于血管壁的肺实质扩张程度。肺门附近的超大血管在肺实质之外，受胸腔内压影响。

肺泡与肺泡外血管

- 肺泡血管受肺泡压力影响，当肺泡压力增加时肺泡血管被挤压。
- 影响肺泡外血管的压力小于肺泡压力，肺泡外血管受周围肺实质牵拉而径向扩张。

第 3 节　肺血管阻力

血管阻力可按下列公式描述：

$$血管阻力 = \frac{输入压力 - 输出压力}{血流}$$

这类似于电阻 =（输入电压 – 输出电压）/ 电流。血管阻力大小不能用于描述全身血管压力 - 血流量关系。例如，血管阻力经常受血流量影响。但尽管如此，血管阻力仍有助于评价不同状况下的循环。

我们已经知道肺循环中从肺动脉到左心房的压力降低仅约 10 mmHg，而体循环约 100 mmHg。因为这两大循环的血流截然不同，肺血管阻力仅仅是体循环阻力的 1/10。肺血流量约为 6 L/min，计算后可以得出肺血管阻力值为（15 – 5）/6，约为 1.7 mmHg/（L · min）。体循环的高阻力主要是由于供应机体脏器血流的富含平滑肌的动脉所致。肺循环没有这样的血管因此循环阻力低，类似于血液以薄膜形式分布于具有巨大表面积的肺泡壁上。

虽然正常的肺血管阻力极低，但是仍然可以在血管内压力增高时变得更低。图 4-4 表明肺动脉压或者静脉压升高时，肺血管

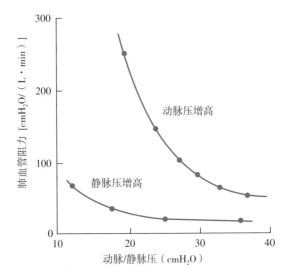

图 4-4　肺动静脉压增高时，肺血管阻力降低。图示当动脉压变化而静脉压保持在 12 cmH$_2$O 以及静脉压变化而动脉压保持在 37 cmH$_2$O 时肺血管阻力的变化情况

阻力均会降低。其中主要包含两个机制。在正常情况下，部分毛
细血管呈闭合状态，或者即使是开放状态也不存在血流，当循环
压力升高时，血管开始充血，导致整体肺血管阻力降低。这称为
复流（图 4-5），是当肺动脉压力从较低水平上升时肺血管阻力降
低的主要机制。部分血管在低灌注压时无灌注的原因尚不清楚，
可能是由于血管网络的几何随机差异（图 1-6）而导致部分血管
优先灌注。

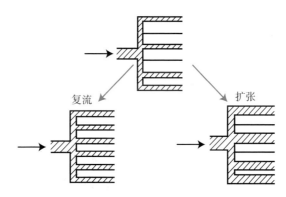

图 4-5　复流（之前闭合的血管张开）和扩张（血管直径增加）。这是肺血管
压力增高时肺血管阻力降低的两个机制

　　血管压力增高时，毛细血管出现增粗扩张。考虑到在毛细
血管与肺泡之间仅有一层薄膜将二者分开，这一管径增粗的现象
（或称扩张）便不足为奇（图 1-1）。扩张主要是毛细血管形态从
扁平变圆的变化。证据表明毛细血管壁有很强的抗伸展能力。毛
细血管的扩张是当血管压力增高时肺血管阻力降低的主要机制。
一般情况下，复流与扩张同时发生。
　　肺容积是影响肺血管阻力的另一个决定性因素。肺泡外血管
管径由多方面因素共同决定（图 4-2）。众所周知，肺膨胀时肺血
管扩张。因此，当肺容积增大时肺血管阻力降低。另外，肺血管
壁由平滑肌和弹性组织构成，这会阻止血管扩张并趋向于缩小血
管管径，因此当肺容积变小时肺血管阻力增高（图 4-6）。而当肺

完全塌陷时，由于肺血管平滑肌的作用，肺动脉压力需要比下游压力高出数个 cmH_2O 方可使血管内出现血流，这称为**临界开放压**（**critical opening pressure**）。

肺容积会影响肺毛细血管的阻力吗？这取决于肺泡内压是否随毛细血管内压的变化出现相应改变，也就是肺毛细血管跨壁压是否改变。如果肺泡压力与毛细血管压力对应上升，血管就会受压变细，因此阻力上升。这常见于正常人深吸气时，因为血管压力降低（心脏暴露于胸膜腔内压，后者在吸气时降低）。但是这样的动作会使得肺循环压力变得不稳定。另外，由于肺毛细血管横跨于肺泡壁，因此肺容积增加时肺毛细血管管径减小，类似于一条薄壁的橡胶管跨在直径增加的球面时，其管径显著减小。因此，即使肺毛细血管在肺容积增大时跨壁压不变，也可导致其血管阻力增加（图 4-6）。

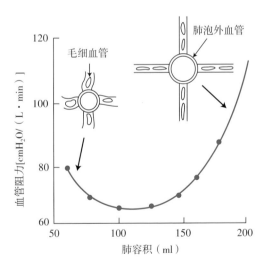

图 4-6　毛细血管跨壁压不变时肺容积的改变对肺血管阻力的影响。在低肺容积状态时，肺泡外血管变细使阻力增加。在高肺容积状态时，毛细血管被拉伸，直径减小。说明在正常呼吸肺容积时，阻力最小

由于平滑肌对于肺泡外血管管径的决定性作用，因此引起肌肉收缩的药物也可导致肺血管阻力增加。包括 5- 羟色胺（血清素）、组胺、去甲肾上腺素和内皮素。低氧的重要性之后会进行讨论。当肺容积小并且血管扩张力弱时，这些药物就可以非常有效地收缩血管。舒张肺循环平滑肌的药物包括乙酰胆碱、钙通道阻滞剂、一氧化氮、磷酸二酯酶抑制剂和前列环素（PGI_2）。

肺血管阻力

- 正常情况下很低。
- 运动时因为毛细血管的复流和扩张而降低。
- 在肺容积高和低时增加。
- 肺泡内低氧、内皮素、组胺、5- 羟色胺、血栓素 A_2 会导致肺血管阻力增加。
- 乙酰胆碱、钙通道阻滞剂、一氧化氮、磷酸二酯酶抑制剂、前列环素（PGI_2）会导致肺血管阻力降低。

第 4 节　肺血流的测量

用 Fick 定律可以计算每分钟经过肺的血流量（$\dot{Q}$），每分钟在口腔处测得的氧气消耗量（$\dot{V}O_2$）等于每分钟肺血流摄取的 O_2 量。血液经过肺时氧含量为 $C\bar{v}O_2$，离开肺时为 CaO_2，因此

$$\dot{V}O_2 = \dot{Q}\,(CaO_2 - C\bar{v}O_2) \quad \text{或} \quad \dot{Q} = \frac{\dot{V}O_2}{CaO_2 - C\bar{v}O_2}$$

$\dot{V}O_2$ 的测定是通过采用一个大的计量器收集呼出气体并测出其氧浓度得出。更现代化的系统估算这个变量是使用流量传感器和氧气分析仪连接到一个口器，测量每次呼吸消耗的氧气量和每分钟总呼吸量的总和。混合静脉血通过置于肺动脉的导管获得，动脉血由穿刺桡动脉或肱动脉获得。肺血流量也可以通过指示剂

稀释技术测量，可以将染料或其他指示剂注入静脉循环并测定其在动脉中的浓度，或注入冰盐水，在下游测量血液浓度的变化。所有这些原理都非常重要，但其属于心血管生理学范畴而不作赘述。

第 5 节　血流的分布

目前为止，都是假定肺循环各部分运行都是相同的。然而，人体直立时肺血流量是不均一的。我们可以采用放射性氙变化的原理测量肺部通气（图 2-7）。测量肺血流时，可将氙溶于生理盐水经外周静脉注射（图 4-7）。当氙到达肺毛细血管时，由于其溶解度低从而转变成肺泡气体，在屏气时放射分布可以通过计量器测定。

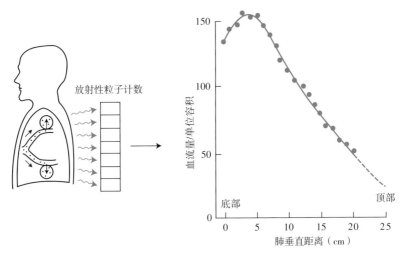

图 4-7　用放射性氙测量人体直立状态时肺部血流的分布。溶解的氙会逐渐从肺血管中进入肺泡气体中。血流的单位是假定流量是均匀的，所有值都是 100。说明肺尖的血流最小 ［重绘自 Hughes JMB，Glazier JB，Maloney JE，et al. Effect of lung volume on the distribution of pulmonary blood flow in man. *Respir Physiol*. 1968；4（1）：58-72.］

在人体直立时，肺血流量从肺底到肺尖呈近乎线性的下降，在肺尖达到极低值（图 4-7）。这种分布受体位和运动影响。当人体处于仰卧位时，肺尖血流增加，但是基底部几乎不变，因此肺尖到基底部的血流变得均一。但是，此时肺背侧区域的血流超过腹侧区域。取头低足高位时，测量结果显示该体位肺尖血流可能超过肺底。进行中度运动时，上下区域的血流均会增加，不均一性降低。

血流分布的不均一可以解释为何血管内静水压不同。如果我们考虑肺动脉系统是一个连续的血柱，那么一个高度为 30 cm 的肺顶部和底部的压差为 30 cmH$_2$O 或 23 mmHg。对于肺循环这样一个低压系统而言这是一个巨大的压差，对血流分布的影响如图 4-8 所示。

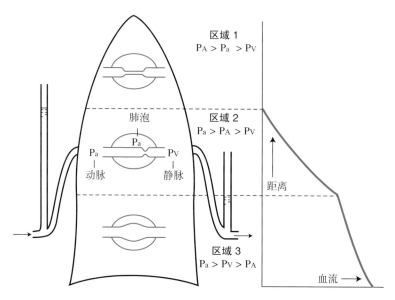

图 4-8 阐述的是基于压力对毛细血管影响的肺血流分布。详见文中描述 [引自 West JB，Dollery CT，Naimark A. Distribution of blood flow in isolated lung；relation to vascular and alveolar pressures. *J Appl Physiol*. 1964；19（4）：713-724.]

或许在肺顶部存在某个区域（区域 1），该区域肺动脉压力低于肺泡压力（正常时接近大气压）。如果这种情况存在，那么毛细血管受压变扁且没有血流是可能的。在正常情况下区域 1 是不会存在的，因为肺动脉压足以提供血流至肺顶部。但是当动脉压力降低（如严重出血等）或者肺泡压力增加（正压通气）时可能会发生，这部分有通气但是没有灌注的肺组织是没有气体交换功能的，称为肺泡无效腔。

往下的区域（区域 2），肺动脉压力受静水压的影响增高并超过肺泡压力。然而，静脉压力依然很低并低于肺泡压力，是此时压力 - 流量关系特征的主要因素。此时血流取决于动脉和肺泡压力差（非常规的动 - 静脉压差）。实际上，静脉压力在超过肺泡压力之前对血流没有影响。

这种现象可以模拟为一个在玻璃容器里的橡胶软管（图 4-9）。当容器内压力高于橡胶软管内下游的压力时，软管在其下游末端出现塌陷，而此时软管内的压力也限制了其流量的大小。肺毛细血管床尽管与橡胶软管明显不同，但整体现象是相似的，通常称为 Starling 电阻（Starling resistor）、电闸效应（sluice）或瀑布效应。而由于肺动脉压力随区域出现自上而下的升高（区域 1 至区域 3），而肺泡压力不变，因此该压差可导致血流增加。另外，此区域自上而下出现毛细血管的复流增加。

在区域 3，静脉压力超过肺泡压，流量通常受动静脉压差的影响。该区域血流的增加主要是由于毛细血管的扩张导致的。毛细血管内的压力（在动、静脉压力之间）升高而外部（肺泡）压力不变，因此，毛细血管跨壁压增加，并且通过测量可以发现血管管径增宽。之前闭合的血管出现复流也对该区域血流的增加起到部分作用。

图 4-8 概括了毛细血管在决定肺血流分布方面的作用。在低肺容积状态时，肺泡外血管阻力变得重要，此时局部血流开始减少，首先出现在肺实质膨胀最小的肺基底部（图 7-8）。该血流减

少的部分有时候称为区域 4，其原因在于肺膨胀不良时，肺泡外血管受压变窄（图 4-6）。

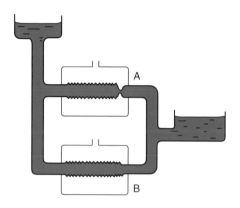

图 4-9　两个 Starling 电阻，每个都由置于容器中的薄橡皮管组成。当 A 腔中的压力超过下游的压力时，流量与下游压力无关。然而，当下游的压力超过 B 腔中的压力时，流量取决于上下游压力差

血流分布

- 重力会造成肺部的巨大差异。
- 在区域 1，由于肺动脉压力小于肺泡压力，没有血流。这在正常情况下是看不到的。
- 在区域 2，血流由动脉和肺泡压力的差异决定。
- 在区域 3，血流由动脉压和静脉压的差异决定。
- 在区域 2 和区域 3，每个区域的流量都在增加。

另外还有一些其他因素可导致肺血流分布的不均。血管和毛细血管网络的几何随机差异可导致肺各部分血流的不均一（图 1-6）。有证据表明，血流沿着腺泡走行而减少，伴随周边部分血供降低。也有测量表明肺外侧区域血流较中间区域减少。

第 6 节　循环的主动控制

我们已经知道一些被动因素会影响正常状态下血管阻力和肺循环血流。然而，当肺泡气体 PO_2 降低时会出现显著的主动应答，称为低氧性肺血管收缩。这是由低氧区域小动脉壁的平滑肌收缩引起的。该应答机制尚不明确，但是该现象可出现在无中枢神经支配的离体肺组织。当离体肺组织处于低氧环境时，肺动脉即开始收缩，说明低氧可导致动脉自身的活动。肺泡气体而非肺动脉血的 PO_2 主导了该应答反应。当提供高 PO_2 的肺部灌注血流而保持肺泡气体低 PO_2 状态时，该现象仍会发生，从而证明了以上观点。

当血管壁与周围的肺泡距离很短时，氧气弥散距离缩短，可使血管壁出现低氧。再次强调肺小动脉被肺泡紧密包围（相比于肺泡与肺小静脉的距离，图 4-3）。该收缩的刺激 - 应答曲线是非线性的（图 4-10）。当该部分的肺泡 PO_2 超过 100 mmHg 时，血管阻力几乎不发生改变。然而，当肺泡 PO_2 低于 70 mmHg 时，即出现明显的血管收缩；而当 PO_2 极低时，原有的血流可能会消失。

低氧性肺血管收缩的机制亟待研究。各种因素导致的细胞质中钙离子浓度增高是导致平滑肌收缩的重要诱因。例如，最近的研究表明，抑制电压门控钾离子通道和细胞膜去极化，可导致细胞质中钙离子浓度增加。

内皮来源的血管活性物质在调节血管张力中也发挥着重要作用。其中之一为一氧化氮（NO），是由 L- 精氨酸被内皮型一氧化氮合酶（eNOS）催化而来（图 4-11）。NO 激活可溶性鸟苷酸环化酶，促进环磷酸鸟苷（cGMP）的合成，进而抑制钙通道，阻止细胞内钙离子浓度上升，从而促使血管扩张。在动物实验中，NO 合成酶抑制因子可增强低氧性肺血管收缩；而人类吸入低浓度 NO（10 ～ 40 ppm）可减弱低氧性肺血管收缩。此外，已有动物实验发现敲除 eNOS 基因可导致肺动脉高压。

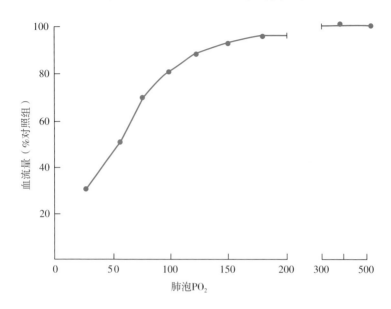

图 4-10　肺泡 PO_2 降低对肺血流的影响（数据来自麻醉的猫，引自 Barer GR，et al. *J Physiol*. 1970；211：139.）

　　肺血管内皮细胞也释放强烈的血管收缩剂，如内皮素 -1（ET-1）和血栓素 A_2（TXA_2）。它们在正常生理和疾病状态下均发挥重要的作用。目前内皮素受体拮抗剂已用于临床治疗肺动脉高压患者。

　　低氧性血管收缩可以使血流离开低氧区域的肺组织。这些低氧区域可能是由支气管阻塞导致的，而该区域血流转移可降低其气体交换的不良影响。在高海拔区域，会出现广泛的肺血管收缩，导致肺动脉压力升高。但是可能该机制起作用最重要的时机是出生时。在胎儿时期，肺血管阻力非常高，部分是因为低氧性血管收缩，仅 15% 的心输出量会进入肺循环（图 9-5）。当首次吸入氧气进肺泡时，由于血管平滑肌的舒张，血管阻力显著地降

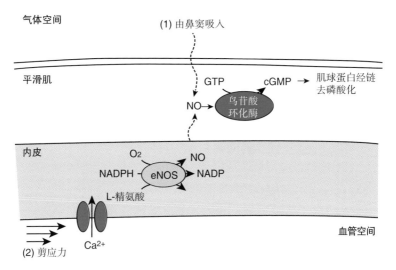

图 4-11   一氧化氮（NO）对肺血管平滑肌的作用机制。一氧化氮是通过两种机制传递的：（1）吸入鼻窦中产生的 NO；（2）剪应力的内源性产生，它触发钙内流，与内皮型一氧化氮合酶（eNOS）结合，由氧、NADHP 和 L-精氨酸产生 NO。NO 可以从任何一个来源弥散到平滑肌，在那里催化 GTP 转化为 cGMP。升高的 cGMP 浓度会导致肌球蛋白轻链去磷酸化、去耦合，随后平滑肌松弛

低，从而使肺血流急速增加。

另外，血液 pH 降低可导致血管收缩，尤其是存在肺泡低氧时。而严重的低温会减弱这种反应。

低氧性肺血管收缩

- 肺泡低氧使肺小动脉收缩。
- 低 PO_2 可能是血管平滑肌收缩的直接因素。
- 它的启动对出生时从胎盘过渡到空气中呼吸是至关重要的。
- 使血流离开通气很差的病变区域。

自主神经系统的控制力较弱，交感神经活动增多，导致肺动

脉壁硬化和血管收缩。由于肺泡缺氧，铁缺乏导致血管收缩增加。

第 7 节　肺内液体平衡

肺毛细血管血液与肺内的空气之间仅隔着 0.3 μm 厚的组织，因此保持肺泡脱离液体的问题是至关重要的。毛细血管内皮的液体交换遵循 Starling 定律。将液体推出毛细血管的驱动力等于毛细血管静水压与间质液体静水压之差，即 $P_c - P_i$；而将液体拉进毛细血管的力等于血液蛋白胶体渗透压与间质蛋白胶体渗透压之差，即 $\pi_c - \pi_i$。这个力取决于反射系数 σ，是反映阻止蛋白通过毛细血管壁有效性的常数。因此：

液体净流出量（net fluid out）= K $[(P_c - P_i) - \sigma (\pi_c - \pi_i)]$
K 是常数项，称为滤过系数。这个公式称为 Starling 公式。

实际上，由于我们无法获得许多参数，因此液体净流出量通常无法被计算出。毛细血管内的胶体渗透压为 25 ~ 28 mmHg。毛细血管静水压可能是动、静脉静水压的中间值，且在肺底部比肺尖部高很多。间质的胶体渗透压不详，但是肺淋巴液的胶体渗透压约为 20 mmHg。然而，该压力可能比毛细血管周围的间质渗透压高。间质静水压也不详，有测量发现其可能低于大气压。Starling 公式的净压力可能是向外的，导致正常情况下人体淋巴流量约为 20 ml/h。

液体离开毛细血管后去往何处？图 4-12 表明液体离开毛细血管后进入肺泡壁间隙，并通过间质间隙进入肺周围血管和周围支气管间隙。众多淋巴走行于周围血管间隙，有助于将液体转运至肺门淋巴结。另外，这些周围血管间隙压力很低，对液体有天然的引流作用。肺水肿最早期的表现即周围支气管和血管间隙的肿胀，称为间质水肿。如果毛细血管压力长期升高，那么肺淋巴引流的速率也将明显增加。

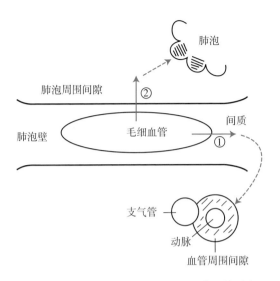

图 4-12　液体从肺毛细血管转移的两条可能途径。①液体首先经过间质进入血管周围的空间；②然后可能穿过肺泡壁

　　在肺水肿的后期，液体可能透过肺泡上皮进入肺泡腔（图 4-12）。当发生这种情况时，肺泡逐渐充满液体，届时将无法进行肺泡通气，流经肺泡的血液也就无法进行氧合。驱使液体向肺泡腔转移的原因尚不清楚，可能是由于间质引流液体的最大速率达到饱和，其压力上升过高而导致的。进入肺泡的液体可由存在于上皮细胞的钠 - 钾 ATP 酶泵主动排出。肺泡水肿由于对肺组织的气体交换产生影响，故而较间质水肿严重得多。

第 8 节　肺循环的其他功能

　　肺循环的主要功能是转运血液进出血气屏障，以进行气体交换。除此之外，肺循环还有其他重要功能。其中之一为储存血液。我们已经知道肺可以通过复流和扩张毛细血管，在血管压力增高时有效地降低肺血管阻力（图 4-5）。同样的机制使得肺可以在仅使肺动、静脉压力小幅升高的情况下增加肺血容量。比如某人从站立转为卧床时，血液会从大腿转移至肺。

　　肺的另一项功能为过滤血液。血液循环中微小的栓子将在其进入大脑或其他重要器官之前被清除。大量白细胞在流经肺组织时被捕获，而在其后释放，其意义尚不明确。

第 9 节　肺的代谢功能

　　肺除了气体交换功能之外还有重要的代谢功能。大量的血管活性物质在肺代谢。因为肺是除了心之外唯一接收整个循环血液的器官，其非常适于对血液因子进行调节，包括一些血管活性物质（表 4-1）。机体内相当一部分的血管内皮细胞存在于肺，但由于药物代谢衰减作用，血管内皮细胞在代谢方面只作简单的处理。

表4-1　肺循环中化合物的结局

化合物	结局
多肽类	
血管紧张素 I	ACE 催化后形成血管紧张素 II
血管紧张素 II	无影响
抗利尿激素	无影响
缓激肽	80% 失活
胺类	
5- 羟色胺	几乎完全转移
去甲肾上腺素	30% 转移
组胺	无影响
多巴胺	无影响
花生四烯酸代谢产物	
前列腺素 E_2 和 $F_{2\alpha}$	几乎完全转移
前列腺素 A_1 和 A_2	无影响
前列环素 （PGI_2）	无影响
白三烯	几乎完全转移

唯一已知的在肺循环进行生物活化的例子是，近乎无活性的血管紧张素 I 在肺内转变为能有效收缩血管的血管紧张素 II。后者的作用可达其前体的 50 倍，并且在流经肺循环的过程中不被影响。催化血管紧张素 I 转换的血管紧张素转换酶（ACE）位于毛细血管内皮细胞表面。

许多血管活性物质在经过肺时完全或部分失活。80% 的缓激肽都会失活，主要作用酶是 ACE。肺是 5-羟色胺的主要失活场所，但是该过程并不是由于酶促反应降解而是一个摄取和储存的过程（表 4-1）。部分 5-羟色胺可能会转移至肺血小板或以其他方式储存，在发生过敏反应时释放。前列腺素 E_1、E_2 以及 $F_{2\alpha}$ 同样在肺部因为酶的作用而失活。去甲肾上腺素约有 30% 在肺部吸收。组胺在正常肺不受影响但是在异常情况下易被灭活。

部分血管活性物质经过肺时没有出现活性的显著改变，包括肾上腺素、前列腺素 A_1 和 A_2、血管紧张素 II 以及抗利尿激素（ADH）。

另外一些血管活性或支气管活性物质会在肺代谢，并在某些特定情况下释放入血。其中较为重要的是花生四烯酸代谢物。花生四烯酸由磷脂酶 A_2 催化镶嵌于细胞膜中的磷脂形成。主要有两种合成途径，分别是脂加氧酶和环加氧酶催化形成（图 4-13）。前者产生白三烯，包括曾被称为过敏反应中慢反应物质的介质（SRS-A）。这些化合物可导致气道收缩，在哮喘的发病机制中可能起到重要作用。其他的白三烯在炎性反应中起到重要作用。

前列腺素是强效的血管收缩或舒张剂。前列腺素 E_2 在胎儿期扮演重要角色，因为其有助于减轻动脉导管未闭现象。而前列腺素 I_2 是用于治疗肺动脉压增高患者的血管扩张药。前列腺素影响血小板的聚集并且也在其他系统发挥活性作用，如激肽释放酶-激肽凝血级联反应。前列腺素同样在哮喘的支气管收缩过程中起到重要作用。亦有证据表明，肺在凝血机制方面也有一定作用。例如，大量的肥大细胞间质中含有肝素。另外，肺可以分泌特殊的免疫球蛋白，尤其是 IgA，在支气管黏液中起到抗感染的作用。

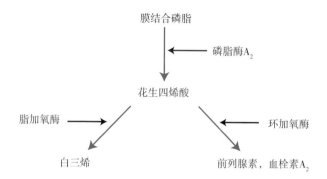

图 4-13　花生四烯酸代谢的两条通路。白三烯由脂加氧酶通路产生，前列腺素和血栓素 A_2 由环加氧酶通路产生

　　肺的合成功能包括磷脂的合成，如二棕榈酰磷脂酰胆碱，其为肺泡表面活性物质的主要组成部分（详见第 7 章）。蛋白质合成功能同样十分重要，因为胶原蛋白和弹性蛋白是肺的结构框架。在某些情况下，肺内的白细胞释放蛋白酶，引起胶原蛋白和弹性蛋白的分解，这有可能导致肺气肿的产生。另外一个重要的部分是碳水化合物的代谢，特别是支气管黏液中黏多糖的形成。

关键概念

1. 肺循环压力远低于体循环。毛细血管暴露于肺泡压力，肺泡外血管的压力更低。
2. 肺血管阻力很低，而当心排血量增加时由于肺毛细血管的复流和扩张作用，肺血管阻力进一步降低。肺血管阻力在肺容积非常大或非常小时增加。
3. 直立位时，肺血流分布很不均一。由于重力作用肺底血流比肺尖丰富。在肺尖当毛细血管压力低于肺泡压力时，毛细血管即出现塌陷并且没有血流（区域 1）。并且由于血管几何差异性存在，在任何水平肺区都会存在血流分布不均一。

4. 低氧性肺血管收缩可导致低通气的肺区血流减少。出生时该机制的启动可导致肺部血流急剧增加。
5. 液体透过毛细血管的过程遵循 Starling 定律。
6. 肺循环有许多代谢功能，尤其是血管紧张素 Ⅰ 由血管紧张素酶催化合成血管紧张素 Ⅱ。

临床病例解析

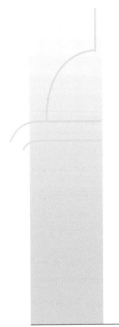

　　一名 24 岁男子在高速上发生车祸后因骨盆和股骨骨折住院。骨折术后在康复病房康复时，突发左胸部疼痛和严重的呼吸困难。他主诉疼痛是刺痛，并且随着呼吸动作、咳嗽和深呼吸而加重，这符合胸膜炎的表现。患者心率和呼吸频率增快，但是血压正常，肺部听诊未发现异常。胸部 X 线片提示患者左下肺血管影减少。肺部增强 CT 显示整个左肺下叶供血不足，符合肺栓塞（肺动脉见血凝块）。超声心动检查提示，右心功能正常，肺动脉收缩压略微高于正常范围。

- 如果整个左肺下叶是闭塞的，为什么肺动脉压略微高于正常范围？
- 右肺尖的血流会发生什么改变？
- 无效腔通气量和肺泡通气量会发什么变化？

单选题

1. 下图描述了肺血管阻力随肺容积的变化。以下哪项最能解释肺容积从 A 点到 B 点时所观察到的肺血管阻力变化？

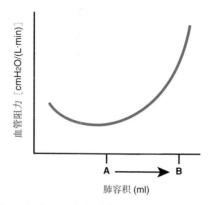

A. 肺血管内皮素 -1 浓度降低

B. 肺血管一氧化氮浓度增加

C. 对肺泡外血管的径向牵引力增加

D. 由于血流增加而引起扩张

E. 肺泡内血管的扩张

2. 作为研究项目的一部分，一个健康的个体进行心肺运动试验，在适当的位置放置右心导管，以监测进行性运动时的肺血管阻力。

时间点	肺血管阻力 [mmHg/（L·min ）]
运动前	2.5
运动中	2.2
最大运动量时	1.7

下列哪项可以解释进行性运动引起的肺血管阻力变化？

A. 血液 pH 降低

B. 肺血管内皮素 -1 浓度升高

C. 区域 1 血流情况增加

D. 交感神经系统活动增加

E．肺毛细血管募集、扩张

3．肺血管病患者的平均肺动脉和静脉压分别为 55 mmHg 和 5 mmHg，而心输出量是 3 L/min。那么肺血管阻力是多少？

A．0.5 mmHg/(L·min)

B．1.7 mmHg/(L·min)

C．2.5 mmHg/(L·min)

D．5 mmHg/(L·min)

E．17 mmHg/(L·min)

4．一位有长期吸烟史的患者出现急性呼吸困难就诊于急诊科。胸部 X 线片显示左下叶致密影。后进行胸部 CT 扫描，显示左下叶因肿块阻塞左下叶支气管而塌陷。根据这个发现，你认为在左下叶中会出现以下哪一种变化？

A．血管紧张素 I 向血管紧张素 II 的转换减少

B．肺泡外血管扩张

C．肺静脉压增高

D．肺小动脉平滑肌收缩

E．肺小静脉平滑肌松弛

5．患者为评估心脏瓣膜病接受放置右心导管和桡动脉导管。其混合静脉血和动脉血的氧浓度为 16 ml/100 ml 和 20 ml/100 ml，氧耗量是 300 ml/min，那么肺血流量是多少？

A．2.5 L/min

B．5 L/min

C．7.5 L/min

D．10 L/min

E．75 L/min

6．使用一个孤立的、灌注的、机械通气的肺进行实验。在肺的特定区域放置导管和压力表，测量肺动脉压、静脉压和肺泡压。根据显示的值，干预后该区域的血流会发生什么变化？

时间点	动脉压 (mmHg)	肺泡压 (mmHg)	静脉压 (mmHg)
干预前	12	4	7
干预后	12	9	5

A. 血流减少，因为驱动压变为动脉压减静脉压

B. 血流减少，因为驱动压变为动脉压减肺泡压

C. 血流增加，因为驱动压变为肺泡压减静脉压

D. 血流增加，因为驱动压变为动脉压减静脉压

E. 血流无变化

7. 一个健康人正在参加一项研究实验，并接受放置肺动脉导管。在干预前后进行测量。根据表中所示的数据，以下哪项是最有可能对该患者实施的干预措施？

时间点	肺血管阻力 [mmHg/(L·min)]	平均肺动脉压 (mmHg)	心输出量 (L·min)
干预前	3.2	23	5.6
干预后	2.5	21	6.4

A. 静脉注射内皮素

B. 静脉注射组胺

C. 静脉注射前列环素

D. 静脉注射 5- 羟色胺

E. 吸入 F_IO_2 为 0.12 的气体混合物

8. 如果肺尖毛细血管和间质的压力分别是 3 mmHg 和 0 mmHg，血液和组织液的胶体渗透压分别是 25 mmHg 和 5 mmHg，那么使液体进入毛细血管的净压力是多少？

A. 17 mmHg

B. 20 mmHg

C. 23 mmHg

D. 27 mmHg

E. 33 mmHg

9. 45 岁男性诊断为严重右肺下叶肺炎，并行机械通气。入院第 2 日，患者氧合更差，复查胸部 X 线片示双肺阴影增加。血气提示：pH 7.47，PaO_2 55 mmHg。超声心动提示左心室功能和左心房大小正常，但是肺动脉收缩压显著增高。以下哪项是导致超声心动结果的原因？

A. 肺泡 PO_2 降低

B. 动脉 PO_2 降低

C. 交感神经系统活动减弱

D. 血液 pH 增高

E. 肺静脉压增高

10. 62 岁女性，因严重心肌梗死收入 ICU，并伴有进行性呼吸困难。实验室检查提示血清白蛋白 4.1 mg/dl（正常值 > 4.0 mg/dl），PaO_2 55 mmHg。胸部 X 线片提示心脏增大并有双侧弥漫性渗出，符合肺水肿表现。超声心动提示左心室扩张和收缩功能下降，左心房扩大，肺动脉收缩压轻度增高。以下哪个因素最可能导致该患者的肺水肿？

A. 动脉 PO_2 降低

B. 胶体渗透压下降

C. 肺间质淋巴引流增加

D. 肺毛细血管静水压增加

E. 肺血管的复流和扩张

11. 给药血管紧张素转换酶（ACE）抑制剂在肺中可能有下列哪一种效果？

A. 缓激肽失活减少

B. 5- 羟色胺的摄取和储存减少

C. 花生四烯酸向前列腺素的转化增加

D. 血管紧张素 II 酶降解增加

E. 肺摄取去甲肾上腺素增加

第 5 章
通气 - 血流关系

通气与血流的匹配如何影响气体交换

译者：张芮豪　张　帅　校对：夏金根　刘智博

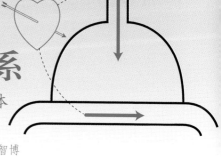

本章着眼于肺的基本功能，即气体交换。首先，我们介绍了理论上理想状态下的肺。随后，我们总结了低氧血症的三种机制：低通气、弥散限制和分流。继而介绍了通气 - 血流失衡的概念，并通过描述人体直立位肺部气体交换的区域差异以进一步阐明这一复杂的概念。接着我们诠释了通气 - 血流失衡如何损害总体的气体交换，强调了不只是氧气交换如此，二氧化碳交换亦然。最后简要介绍了通气 - 血流失衡的测量方法。阅读本章后，读者应该能够：

- 计算分流比例和肺泡 PO_2 差异
- 根据通气 - 血流比的变化预测特定肺单元的 PO_2 和 PCO_2 的变化
- 描述直立位肺血流及通气局部差异以及其对通气 - 血流比和氧合的影响
- 使用临床及实验室资料确定低氧血症的原因
- 在通气 - 血流失衡时比较增加通气对 CO_2 清除和氧合的影响

至本章为止，我们已经讨论了空气在血气界面的输送、气体的弥散、血液在血气屏障的流动。假设这些环节都是顺利的，肺内气体交换应能得到保障。可惜并非如此，因为肺内不同区域通气与血流的匹配性对于正常的气体交换非常关键。事实上，通气与血流的失衡导致了大部分肺部疾病中的气体交换受损。

在预先了解过正常的 O_2 输送之后，我们将探讨个体出现低氧血症，即动脉血 PO_2 异常降低的主要原因。随后我们将探讨低氧血症的三个相对简单的原因——通气不足、弥散限制和分流。然后更仔细地考虑最终也是非常重要的原因——通气-血流失衡。

第 1 节　从空气到组织的氧气输送

图 5-1 显示了随着气体由我们生存的大气中转运至其被利用的线粒体内，PO_2 下降的过程。排除水蒸气的干燥空气中 PO_2 为 20.93%。在海平面水平，大气压为 760 mmHg，体温为 37 ℃时，吸入潮湿气体内水蒸气压力为 47 mmHg（水蒸气饱和状态下）。因此，吸入气体的 PO_2 为（20.93/100）×（760 – 47），即 149 mmHg（约等于 150 mmHg）。

图 5-1 针对的是假想状态下理想的肺，其显示一旦 O_2 到达肺泡，PO_2 即下降至约 100 mmHg，即下降了 1/3。这是因为肺泡气体中的 PO_2 是由以下两个环节的平衡决定的：肺毛细血管血流对 O_2 的摄取与后续肺泡通气的补给。（严格来说，肺泡通气不是持续不断的，而是随呼吸一口气接一口气进行的。然而，每次呼吸肺泡 PO_2 的波动仅有 3 mmHg，因为潮气量与肺内总气体量相比非常小，所以可将这个过程看作是连续不断的）。肺内清除 O_2 的速率是由组织对 O_2 的消耗决定的，其在静息状态下波动很小。

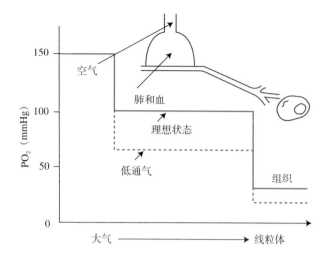

图 5-1　从空气到组织的 O_2 分压变化。实线显示了一种假想条件下的理想状态，虚线显示的是低通气状态。低通气降低了肺泡气体中的 PO_2，因此，会降低组织中的 PO_2

因此，实际上，肺泡 PO_2 很大程度上是由肺泡通气的水平决定的。肺泡 PCO_2 也是如此，正常值为 40 mmHg。

当体循环动脉血到达组织毛细血管时，O_2 弥散至 PO_2 更低的线粒体。"组织"PO_2 很可能在全身不同部位存在相当大的差异，至少在某些细胞中，PO_2 可低至 1 mmHg。然而，肺是输送链中的基本环节，在其他条件不变的情况下，任何动脉血 PO_2 的下降都必将导致组织 PO_2 降低。由于相同的原因，肺气体交换受损可引起组织 PCO_2 升高。

上文介绍了正常气体交换是如何发生的，在某些情况下这些过程出现问题，患者会出现低氧血症。这种情况可以由以下原因导致，包括低通气、分流、弥散异常及通气 - 血流失衡。

> **低氧血症的四大原因**
> - 低通气。
> - 弥散限制。
> - 分流。
> - 通气 - 血流失衡。

第 2 节　低 通 气

　　我们已经知道肺泡气体中的 PO_2 是由肺毛细血管血流对 O_2 的摄取（由组织的代谢需求决定）与肺泡通气对 O_2 的补给这两个环节的平衡决定的。因此，如果肺泡通气低于正常，肺泡 PO_2 降低。同理，PCO_2 升高。这就是所谓的低通气（图 5-1）。

　　低通气的原因包括抑制呼吸肌中枢驱动的吗啡、巴比妥类等药物，胸壁损伤，呼吸肌瘫痪，以及呼吸阻抗升高（例如非常严重的哮喘发作）。某些疾病，如病理性肥胖可通过影响中枢呼吸驱动和呼吸力学两方面造成低通气。低通气常常引起肺泡 PCO_2 升高，由此动脉 PCO_2 升高。肺泡通气与 PCO_2 的关系可由第 2 章第 2 节的肺泡通气方程描述：

$$PCO_2 = \frac{\dot{V}CO_2}{\dot{V}_A} \times K$$

其中 $\dot{V}CO_2$ 代表 CO_2 产生，$\dot{V}_A$ 代表肺泡通气，K 为常数。这意味着一旦达到稳定状态，如果肺泡通气减半，PCO_2 会倍增。

　　若已知吸入气体的成分和呼吸交换比值 R，则低通气中出现的 PO_2 下降与 PCO_2 上升的关系可由**肺泡气体方程（alveolar gas equation）**计算。R 即 CO_2 产生量 $/O_2$ 消耗量，稳定状态下是由组织代谢决定的，并随着给定个体消耗的能量平衡而变化（即碳水化合物、脂肪、蛋白质），有时作为"呼吸商"被熟知。肺泡气体方程的简化形式为：

$$P_{AO_2} = P_{IO_2} - \frac{P_{ACO_2}}{R} + F$$

其中 F 是一个小的校正因子（呼吸空气时约为 2 mmHg），可忽略不计。该方程显示，若 R 为其正常值 0.8，低通气时肺泡 PO_2 的下降会略高于 PCO_2 的上升。此方程的完整形式参见附录 A。

　　低通气常常减少肺泡与动脉 PO_2，除非人体吸入富含 O_2 的混合气体。在这种情况下，每次呼吸时额外吸入的 O_2 量很容易弥补吸入气体流量的减少（试回答本章末尾第 3 题）。

　　若肺泡通气突然增加（例如通过自主高通气），可能需数分钟肺泡 PO_2 与 PCO_2 方能达到新的处于稳定状态的值。这是由于体内 O_2 与 CO_2 的储备不同。由于 CO_2 可以碳酸氢盐的形式大量存在于血液及组织液中（见第 6 章），CO_2 的储备远远大于 O_2 的储备。因此，肺泡 PCO_2 恢复稳态将花费更长的时间。在尚未达到稳定状态时，呼出气体的 R 值较高，因为 CO_2 储备被动员。在低通气时则会发生相反的变化。

低通气

- 常常引起肺泡和动脉的 PCO_2 升高。
- 除非额外吸入 O_2，PO_2 都会降低。
- 低氧血症易于由增加吸入气体内的 O_2 而改善。

第 3 节　弥散限制

　　图 5-1 显示在理想状态下的肺中，动脉血 PO_2 与肺泡气体中的相同。实际上并非如此。一个原因是虽然随着血液流经肺毛细血管，血液 PO_2 与肺泡气体 PO_2 愈发接近，但二者永远无法相同。在正常情况下，肺泡气体与终末毛细血管血流中 PO_2 的差异由不完全的弥散导致，是细微到不可测量的，图 5-2 示意性地标

示了。如我们已知，这种差异在运动、血气屏障增厚或吸入低 O_2 含量的气体时会变大（图 3-3B）。然而，即使存在肺部疾病，在静息状态下海平面水平上弥散限制也很少引起低氧血症，因为红细胞在肺毛细血管中的停留时间足以保证近乎完全的平衡。

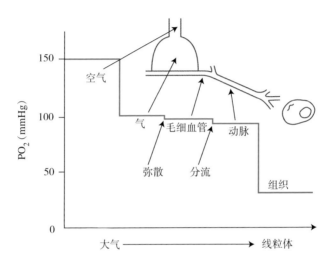

图 5-2 O_2 从空气到组织的转运过程，显示了由弥散和分流造成的动脉 PO_2 下降（引自 West JB. *Ventilation/Blood Flow and Gas Exchange*. 5th ed. Oxford，UK：Blackwell；1990：3.）

第 4 节 分 流

导致动脉血 PO_2 低于肺泡气体 PO_2 的另一原因在于分流。**分流（shunt）**是指血液未流经肺通气区域就进入动脉系统。在正常肺内，部分支气管动脉血在灌注支气管、O_2 部分消耗后汇入肺静脉。另一来源是少量冠状静脉血通过心最小静脉直接进入左心室。这些氧合较差的血液进入左心室会造成动脉 PO_2 下降。一些患者在小的肺动脉和静脉之间存在异常血管通路（肺动静脉瘘）。

在心脏病患者中，可能存在静脉血通过左右心之间的缺损直接汇入动脉血。

当分流是由混合静脉血混入毛细血管来源的血液造成时，可计算分流量（图 5-3）。离开体循环的总 O_2 量等于总的血流量 $\dot{Q}_T$ 乘以动脉血 O_2 浓度 CaO_2，即 $\dot{Q}_T \times CaO_2$。它等于分流血液中的 O_2 量与终末毛细血管血中的 O_2 量 $[(\dot{Q}_T - \dot{Q}_S) \times Cc'O_2]$ 之和。因此：

$$\dot{Q}_T \times CaO_2 = \dot{Q}_S \times C\overline{v}O_2 + (\dot{Q}_T - \dot{Q}_S) \times Cc'O_2$$

整理后即：

$$\frac{\dot{Q}_S}{\dot{Q}_T} = \frac{Cc'O_2 - CaO_2}{Cc'O_2 - C\overline{v}O_2}$$

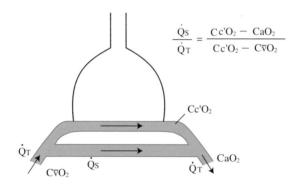

图 5-3　分流量的测算。动脉血中携带的 O_2 等于毛细血管血液中携带的 O_2 与分流血液中 O_2 的总和（详见正文）

终末毛细血管血 O_2 浓度通常可由肺泡 PO_2 与氧解离曲线（见第 6 章）计算。分流血流与总血流的比值称为分流比。

当分流是由血氧饱和度不同的血液，如混合静脉血（例如支气管静脉血）引起时，一般不可能计算其真实的程度。但是计算"疑似"（"as if"）分流常常很有用，也就是说，如果观察到的动脉 O_2 浓度下降是由混合静脉血增加造成的，分流情况会

（would）如何。在健康个体中，支气管和心最小静脉血流产生的正常分流率约为 5%，而在某些特定肺病中，它可以上升到更高的值。

分流的重要特征之一是即使吸入纯氧，低氧血症亦不可纠正。这是因为流经通气肺泡的分流血液永远不会暴露于更高的肺泡 PO_2，所以动脉 PO_2 持续下降。然而，有时动脉 PO_2 可因增加通气肺泡的毛细血管血液中的 O_2 而升高，这对部分患者也有意义。因为灌注通气肺泡的血流将近完全饱和，多数增加的 O_2 以非溶解形式存在，而非结合于血红蛋白（见第 6 章）。当存在分流时，增加氧气吸入的反应随分流比例不同而不同（图 5-4）。吸入 100% O_2 是一种非常敏感的检测分流的方法，因为当 PO_2 较高时，由于氧解离曲线在本区域的斜率几乎是平直的，动脉 O_2 浓度的较小下降就会引起 PO_2 相对较大的下降（图 5-5）。

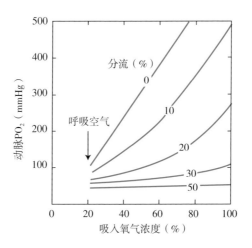

图 5-4　在存在不同分流量的肺中，动脉血 PO_2 对增加吸入氧气浓度的反应。注意在 100% 氧气浓度时 PO_2 仍保持在远低于正常的水平上。然而，即使存在严重分流，氧合也会发生有效的增加（此图仅显示了若干典型数值；心输出量、氧气摄入等的变化，会影响曲线的位置）

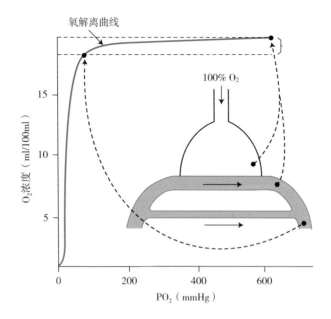

图 5-5　吸入 100% O_2 时分流导致的动脉 PO_2 下降。少量低 O_2 浓度分流血液的混入会显著降低动脉血 PO_2。这是由于 PO_2 很高时氧解离曲线接近平直

　　分流通常不会导致动脉血 PCO_2 的升高，即使分流的血液富含 CO_2。原因在于化学感受器可敏感地感受到动脉 PCO_2 的上升，随之增强通气。这将减少分流血液的 PCO_2，直至动脉 PCO_2 恢复正常。事实上，在部分存在分流的患者中，动脉 PCO_2 较低，因为低氧血症会增强呼吸驱动（见第 8 章）。

分　流

- 低氧血症对增加吸入 O_2 浓度反应不佳。
- 吸入 100% O_2 时，动脉 PO_2 不能上升至预期水平。这是一项有用的诊断试验。
- 若分流是由混合静脉血引起的，分流量可由分流方程式计算出来。

第5节　通气-血流比

至目前为止，我们已经探讨了低氧血症四个原因中的三个：低通气、弥散以及分流。现在我们来探讨最后一个原因，它是最常见的，却也是最难理解的，即通气-血流失衡。

维持有效的气体交换和预防低氧血症的关键因素是确保肺单元接受均衡混合的通气和血流。若肺内不同区域通气与血流失衡，O_2 与 CO_2 的转运均会受损。理解这一现象原因的关键在于通气-血流比。

想象一个肺单元的模型（图 2-1），用染料与水模拟这个模型中 O_2 的摄入（图 5-6）。用持续不断地将粉末状的染料倾倒进这个单元来代表肺泡通气中 O_2 的摄入，持续不断将水泵入该单元来代表运送 O_2 的血流。用一个搅拌器混合肺泡内容物，来模拟正常情况下由气体弥散完成的过程。关键的问题在于：什么决定了肺泡内染料（O_2）的浓度，以及流水（血液）中染料（O_2）的浓度？

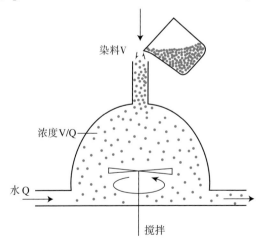

图 5-6　用以说明通气-血流比决定肺单元内 PO_2 的模型。粉末状的染料以 V 的速度被加入，以 Q 的血流速度被转运走，这代表着影响肺泡 PO_2 的因素。染料的浓度即为 V/Q

显而易见的是，染料添加的速度（通气）与水泵入的速度（血流灌注）都会影响此模型中染料的浓度。可能不那么直观明晰的是，染料的浓度是由这两个速度的比值决定的。或者说，若染料以 V g/min 的速度加入，水以 Q L/min 的速度泵入，肺泡内及流水中染料的浓度也就是 V/Q g/L。

与之完全相同的是，任一肺单元内 O_2 的浓度（或者更准确地说，PO_2）是由通气与血流灌注的比值决定的。不只是对 O_2 如此，对 CO_2、N_2 以及任何稳定状态下的气体都是如此。这是通气 - 血流比在肺气体交换中占有关键地位的原因。

第 6 节　改变肺单元通气 - 血流比的效应

让我们进一步探讨改变肺单元通气 - 血流影响气体交换的方式。图 5-7A 显示了一个通气 - 血流比正常（约为 1）的肺单元内的 PO_2 与 PCO_2（图 2-1）。吸入空气的 PO_2 为 150 mmHg（图 5-1），PCO_2 为 0。进入肺单元的混合静脉血 PO_2 为 40 mmHg，PCO_2 为 45 mmHg。肺泡 PO_2 为 100 mmHg，是由通气吸入 O_2 与血流转运走 O_2 之间的平衡决定的。类似地，正常的肺泡 PCO_2 为 40 mmHg。

现在假设该单元的通气 - 血流比由于阻塞通气而逐渐下降，血流保持不变（图 5-7B）。例如，由于黏液或肿瘤阻碍了气道可能发生这种情况。显而易见的是单元内 O_2 会下降，CO_2 会升高，尽管二者的相对改变当时并不明显[1]。然而，我们可以很容易地预见通气被完全废止时（通气 - 血流比为 0）最终会发生什么。

---

[1] 肺泡气体方程在此处并不适用，因为呼吸商不是恒定的。合适的方程如下：

$$\frac{\dot{V}_A}{\dot{Q}} = 8.63R \ \frac{CaO_2 - C_{\overline{v}}O_2}{P_ACO_2}$$

这就是所谓的通气 - 血流比方程。有关更多详细信息，请参阅附录 B。

现在，肺泡气体与终末毛细血管血中的 O_2 与 CO_2 和混合静脉血中的一致了。（实践中，完全阻塞的单元最终会塌陷，但我们现在可以先忽略这样的长期效应。）注意我们在假设大量肺单元中一个肺单元中发生的情况并不影响混合静脉血的构成。

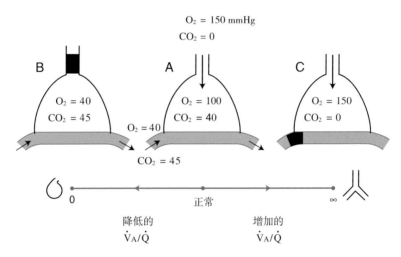

图 5-7　在一个肺单元中改变通气 - 血流比对 PO_2 与 PCO_2 造成的影响（引自 West JB. *Ventilation/Blood Flow and Gas Exchange.* 5th ed. Oxford，UK：Blackwell；1990.）

　　假设通气 - 血流比由于阻断血流而逐渐升高（图 5-7C）。这种情况下 O_2 升高、CO_2 下降，当血流被完全阻断时最终达到吸入气体的构成（通气 - 血流比无限大）。因此，当肺单元的通气 - 血流比改变时，其气体构成接近混合静脉血或吸入气体的构成。

　　应用 O_2-CO_2 图描述这些变化是一种便捷的方法（图 5-8）。在此图中，X 轴代表 PO_2，Y 轴代表 PCO_2。首先，正常的肺泡气体构成用 A 点表示（PO_2 = 100 mmHg，PCO_2 = 40 mmHg）。如果假设血液使肺泡气体在终末毛细血管处达到平衡（图 3-3），这一点可很好地代表终末毛细血管血液。然后定位混合静脉血的 v̄ 点（PO_2 = 40 mmHg，PCO_2 = 45 mmHg）。v̄ 上面的横线代表"混合"

或"平均"。最后，定位吸入点 I（PO_2 = 150 mmHg，PCO_2 = 0）。并且请注意图 5-7 与图 5-8 的相似性。

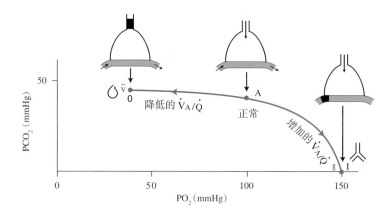

图 5-8　显示通气 - 血流比曲线的 O_2-CO_2 图。一个肺单元的沿本曲线从混合静脉点移动至吸入气体点，通气 - 血流比逐渐增加（与图 5-7 比较）（引自 West JB. *Ventilation/Blood Flow and Gas Exchange*. 5th ed. Oxford，UK：Blackwell；1990.）

连接 v̄ 点至 I 点、经过 A 点的曲线显示了肺泡气体（与终末毛细血管血液）的成分变化，当通气 - 血流比下降至低于正常时（A → v̄）或上升至高于正常时（A → I）。实际上，这一曲线涵盖了由气体 I 和血流 v̄ 供给的肺内所有可能的肺泡气体构成。例如，此肺可能不包括一个 PO_2 为 70 mmHg、PCO_2 为 30 mmHg 的肺泡，因为这一点可能不在通气 - 血流曲线上。但是，如果混合静脉血或吸入气体改变，该气体构成的肺泡就可以存在，这一曲线就可以经过此点。

第 7 节　肺局部气体交换

一个肺单元的通气 - 血流比决定其气体交换的方式可由直立

位肺内的差异来说明。从图 2-7 与图 4-7 中我们可以看到，从肺尖至肺底通气缓慢增加，而血流则以更快的速度增加（图 5-9）。因此，通气 - 血流比在肺尖异常升高（此处血流最少），而在肺底明显降低。现在我们可以以将通气 - 血流比的区域差异性应用于 O_2-CO_2 图（图 5-8）来说明由此而来的气体交换的差异性。

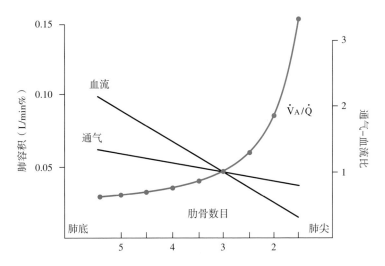

图 5-9   直立位肺内的通气与血流分布（与图 2-7、图 4-7 比较）。注意从肺尖到肺底通气 - 血流比下降（引自 West JB. *Ventilation/Blood Flow and Gas Exchange*. 5th ed. Oxford，UK：Blackwell；1990.）

图 5-10 显示了想象中将直立位肺划分为一层层水平的"切片"，每一切片根据其通气 - 血流比均位于通气 - 血流曲线上。这一比值在肺尖高，因此这一点位于曲线的最右端，而肺底则对应于曲线最左端（与图 5-8 比较）。显然肺泡内 PO_2（横轴）从肺尖到肺底呈显著下降趋势，而 PCO_2（纵轴）以明显较慢的速度增加。

图 5-11 显示了如图 5-9 显示的图中可被读取的数值。（当然，在不同个体间存在差异。这一方法的主要目的在于描述气体交换的原则。）首先应该注意靠近肺尖部位切片的肺容积较肺底部位

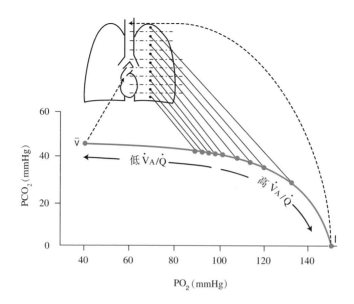

图 5-10 将图 5-9 显示的通气 - 血流比失衡与图 5-8 显示的通气 - 血流比失衡对气体交换产生的影响结合于此图。注意肺尖的高通气 - 血流比导致此处高 PO_2、低 PCO_2，肺底则与之相反（引自 West JB. *Ventilation/Blood Flow and Gas Exchange*. 5th ed. Oxford，UK：Blackwell；1990.）

小。肺尖通气较肺底少，但二者间血流分布的差异更大。因此，通气 - 血流比从肺尖到肺底逐渐降低，气体交换中的所有差异都源于此。注意 PO_2 的变化幅度超过 40 mmHg，而肺尖与肺底间 PCO_2 的差异远远小于此数值。实际上，PN_2 不存在差异，因为整个肺内肺泡气体的总压力是一致的。

　　PO_2 与 PCO_2 的区域差异性提示了终末毛细血管内这些气体浓度的差异性，这一点可从合适的解离曲线上获得（第 6 章）。注意肺内 pH 的巨大差异性，它反映了血液中 PCO_2 存在相当大的差异。肺尖对于总体 O_2 摄取的贡献是最小的，主要是因为肺尖处血流灌注少。肺尖和肺底 CO_2 产生的差异性远远小于 O_2，因为其与通气的相关性更为密切。因此，肺尖的呼吸商（CO_2 产

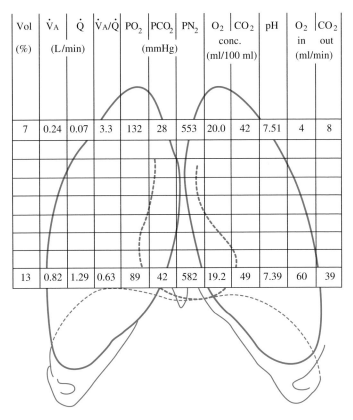

Vol (%)	$\dot{V}_A$ (L/min)	$\dot{Q}$	$\dot{V}_A/\dot{Q}$	PO_2	PCO_2 (mmHg)	PN_2	O_2	CO_2 conc. (ml/100 ml)	pH	O_2 in	CO_2 out (ml/min)
7	0.24	0.07	3.3	132	28	553	20.0	42	7.51	4	8
13	0.82	1.29	0.63	89	42	582	19.2	49	7.39	60	39

图 5-11　正常肺内气体交换的区域差异性。为了清楚地显示，只列出了肺尖和肺底的数值

生与 O_2 摄入的比值）高于肺底。运动时，肺内血流的分布更为一致，故肺尖可摄入较多的 O_2。

第 8 节　通气 - 血流失衡对总体气体交换的影响

虽然之前讨论的气体交换的区域差异性很令人感兴趣，但不均一的通气和血流是否会影响肺整体的气体交换，也就是说肺摄取 O_2、排出 CO_2 的能力对于人体整体更为重要。事实证明，在其他条件相同的情况下，通气 - 血流失衡的肺不能像通气 - 血流均一的肺那样转运很多 O_2 与 CO_2。或者在其他条件相同的情况下，转运等量的气体时（这是由机体的代谢需求设定的），通气 - 血流失衡的肺不能像同质性的肺那样维持动脉的高 PO_2 与低 PCO_2。

通气与血流不均一难以维持动脉血氧合的原因可由直立位肺内的差异性（图 5-12）解释。肺尖的 PO_2 高于肺底约 40 mmHg。然而，离开肺的血液主要源自较低的部位，这些部位 PO_2 较低，这导致动脉 PO_2 下降。与之不同的是，来自肺尖与肺底的呼出肺泡气体更一致，因为通气的差异性远小于血流的分布差异性（图 5-9）。出于相同的原因，动脉 PCO_2 会升高，因为肺底的 PCO_2 高于肺尖（图 5-11）。

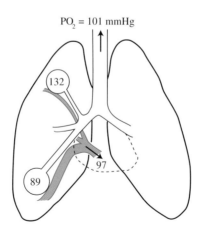

图 5-12　通气 - 血流比失衡造成的动脉 PO_2 下降。在这一直立肺的示意图中，仅显示了两组肺泡，即肺尖处和肺底处。气道和血管的相对大小提示了它们相应的通气和血流情况。因为大多数血液来自氧合较差的肺底，动脉 PO_2 的下降是不可避免的［引自 West JB. Blood-flow，ventilation，and gas exchange in the lung. *The Lancet*. 1963；282（7316）：1055-1058.］

　　不均一的通气与血流分布使动脉 PO_2 下降的另一原因显示在图 5-13 中。该图描述了低通气 - 血流比、正常通气 - 血流比、高通气 - 血流比的三组肺泡。流出血液的 O_2 浓度分别为 16、19.5、20 ml/100 ml。结果，与低通气 - 血流比肺泡引起的缩减相比，通气 - 血流比高的肺泡单元向血液中加入了相对较少的氧气。因此，与通气 - 血流比正常的肺泡单元相比，混合毛细血管血 O_2 浓度较低。这一点可以由氧解离曲线的非线性特点解释，它意味着虽然通气 - 血流比高的肺泡单元 PO_2 相对较高，但并不能显著地增加其血液中的氧气浓度。PO_2 下降与 PCO_2 升高不匹配的另一原因在于 CO_2 解离曲线在相应区域几乎是线性的（下文讨论）。

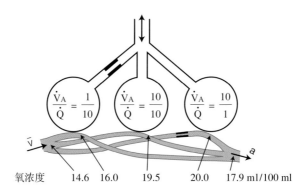

图 5-13　不均一通气与血流分布是动脉 PO_2 下降的另一原因。与低通气 - 血流比肺泡引起的缩减相比，高通气 - 血流比的肺泡单元向血液中加入了相对较少的氧气（修改自 West JB. *Ventilation/Blood Flow and Gas Exchange*. 5th ed. Oxford，UK：Blackwell；1990.）

　　上述机制的综合作用结果就是动脉 PO_2 下降至低于混合肺泡 PO_2 的水平，即所谓的肺泡 - 动脉氧分压差。在正常的直立位肺中，这一差异是微乎其微的，由于通气 - 血流失衡造成的 PO_2 下降大约仅有 4 mmHg。我们在此讲述这一部分只是为了说明不均一的通气与血流是如何导致动脉 PO_2 下降的。在肺部疾病中，这一机制导致的动脉 PO_2 下降可以是极端的。

第 9 节　通气 - 血流比的分布

通过向外周静脉滴注一种由不同溶解性气体构成的混合物，随后测量动脉血与呼出气体中各种气体的浓度，可以获取肺部疾病患者通气 - 血流比的分布信息。在此难以将这一技术过于复杂的细节一一解释，它仅仅用于科学研究中而非应用于肺功能实验室中。这种技术可以获得对数尺度上 50 个等间距的通气或血流对于通气 - 血流比的分布点。

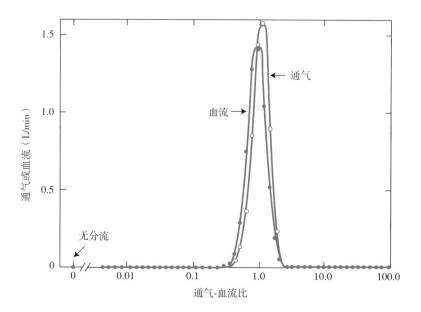

图 5-14　一位正常年轻人的通气 - 血流比的分布。注意较窄的分散度与分流的缺失（重绘自 Wagner，et al. *J Clin Invest*. 1974；54；54.）

图 5-14 显示了一位正常年轻人的典型结果。请注意，所有肺单元的通气与血流分布均达到了大约为 1.0 的通气 - 血流比，特别是非通气肺单元并没有血流（分流）。肺部疾病患者的分布

常常是不同的。一位慢性支气管炎、肺气肿患者的分布显示如图 5-15。应该注意的是，虽然很多通气与血流都分布到通气 - 血流比接近正常的肺单元，但仍有相当多血流分布至通气 - 血流比在 0.03 ~ 0.3 的肺单元。这些单元的血液氧合不佳，将使动脉 PO_2 下降。通气 - 血流比高达 10 的肺单元也有过度通气。这些单元不足以清除 CO_2。这位患者存在动脉低氧血症，但动脉 PCO_2 正常（见下文）。其他类型的肺部疾病可有另外的分布模式。

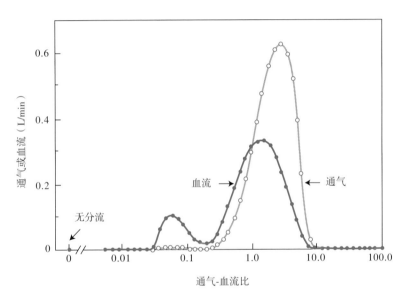

图 5-15　慢性支气管炎、肺气肿患者通气 - 血流比的分布。特别注意通气 - 血流比很低的肺单元的血流。与图 5-14 比较（重绘自 Wagner，et al. *J Clin Invest.* 1974；54：54.）

第 10 节　通气 - 血流失衡是 CO_2 潴留的原因

想象一个通气与血流均一的肺，它转运着正常量的 O_2 与 CO_2。假设在某种特殊的情况下，通气与血流的匹配突然被打破，而其他条件保持不变。气体交换会发生什么？这种单纯通气 - 血流失衡（即所有其他的条件都保持不变）的效应是使肺的 O_2 摄取和 CO_2 排出都减少。换言之，肺作为这两种气体的气体交换器的效率降低。因此，在其他条件不变的情况下，不匹配的通气与血流势必会引起低氧血症和高碳酸血症（CO_2 潴留）。

然而，在实践中，某些无疑存在通气 - 血流失衡的患者，如慢性阻塞性肺疾病患者，其动脉 PCO_2 常常是正常的。这一现象的原因在于化学感受器感受到 PCO_2 升高时，通气驱动就会增强（第 8 章）。随之而来的肺泡通气增加通常可有效地使动脉 PCO_2 恢复正常。然而，这些患者仅能以增加肺泡通气为代价而将 PCO_2 维持在正常水平。超过正常需要的通气有时被称为**无效通气**（**wasted ventilation**），这是必要的，因为通气 - 血流比异常升高的肺单元不足以排出 CO_2。这些肺单元构成了所谓的**肺泡无效腔**（**alveolar dead space**）。这是之前讨论过的解剖无效腔之外的另一种无效腔。

通气 - 血流失衡的肺的通气增加常可有效地降低动脉 PCO_2，在增加动脉 PO_2 方面则不那么有效。这两种气体改变不同的原因在于其解离曲线的形状不同（第 6 章）。CO_2 解离曲线在生理范围内几乎是线性的，这导致通气增加会增加通气 - 血流比高或低的肺单元的 CO_2 排出。与之不同的是，氧解离曲线最高处的平台意味着只有通气 - 血流比较低的肺单元可受益于通气的增加。解离曲线高处（高通气 - 血流比）的肺单元增加流经它们的血液中 O_2 浓度的幅度很小（图 5-13）。那些通气 - 血流比很低的肺单元持续不断地输出 O_2 浓度与混合静脉血接近的血液。综合作用的结果就是混合动脉 PO_2 仅轻度升高，有时低氧血症则持续存在（表 5-1）。

表5-1	低氧血症的四种原因及其肺泡-动脉氧分压差、吸入100%氧气时动脉PO_2的反应	
低氧血症原因	肺泡-动脉氧分压差	对O_2的反应
低通气	无	良好
弥散限制	增加	良好
分流	增加	小但经常是有效的
通气 - 血流失衡	增加	良好

通气-血流失衡

- 通气 - 血流比（$\dot{V}_A/\dot{Q}$）决定了每一单独肺单元的气体交换。
- 人体直立位肺 $\dot{V}_A/\dot{Q}$ 的区域差异性造成了区域性气体交换的模式。
- $\dot{V}_A/\dot{Q}$ 不均一性使肺对所有气体的摄取和排出受损。
- 虽然 $\dot{V}_A/\dot{Q}$ 不均一性使 CO_2 的排出受损，但可由增加肺泡通气纠正。
- 与之不同的是，$\dot{V}_A/\dot{Q}$ 不均一性造成的低氧血症不能由增加通气缓解。
- 两种气体的不同改变源于其解离曲线的不同形状。

第 11 节　通气 - 血流失衡的测量

我们如何评估病变肺部通气 - 血流失衡的程度呢？放射性气体可用于描述正常直立位肺内的通气与血流分布差异性（图 2-7 与图 4-7），但是在多数患者中，邻近的肺单元间也存在着显著的不均一性，这不能经胸腔计数。实践中，我们转向基于通气 - 血流失衡导致的气体交换受损的测量[1]。

肺泡 - 动脉氧分压差（alveolar-arterial PO_2 difference）是一项有用的测量，由所谓的理想的肺泡 PO_2 减去动脉 PO_2 获得。肺泡 PO_2 是不存在通气 - 血流失衡性时肺内的 PO_2，与真实状态下

---

[1] 这一技术的具体细节，详见 West JB，Luks AM. *West's Pulmonary Pathophysiology*. 9th ed. Philadelphia，PA：Wolters Kluwer；2017.

的肺有着相同的呼吸商。其可由肺泡气体方程计算：

$$P_{A}O_2 = P_{I}O_2 - \frac{P_{A}CO_2}{R} + F$$

动脉 PCO_2 被用于代替其中的肺泡 PCO_2。

举个例子来说明此公式。假设一位在海平面水平呼吸空气的患者动脉 PO_2 为 50 mmHg，动脉 PCO_2 为 60 mmHg，呼吸商为 0.8。高 PCO_2 表明低通气可导致患者的低氧血症。但问题是，这是否是唯一的原因，或者是否通气 - 血流失衡也起了作用？这可以通过计算肺泡 - 动脉氧分压差来确定。

从肺泡气体方程可计算理想的肺泡 PO_2 如下：

$$P_{A}O_2 = 149 - \frac{60}{0.8} + F = 74 \text{ mmHg}$$

吸入气体 PO_2 为 149 mmHg，可忽略很小的因子 F。因此，肺泡 - 动脉氧分压差约为 74 – 50 = 24 mmHg。正常值是 10 ～ 15 mmHg，因此这是高于正常的，提示存在通气 - 血流失衡。肺泡 - 动脉 PO_2 差的正常值随年龄增加。如果通气不足是低氧血症的唯一原因，那该值应在正常范围，而患者该数值异常升高表明通气 - 血流失衡是额外的原因。

为了使用此方程，当患者呼吸室内空气或接受机械通气时，必须精确提供吸入的 PO_2。然而，在以不同形式增加氧气吸入时（如鼻导管、非重复呼吸面罩），吸入气体中的 PO_2 是不同的，这导致此方程难以应用。

关于通气 - 血流失衡性测量的其他信息可参见第 10 章。

关键概念

1. 低氧血症的四大原因是低通气、弥散限制、分流与通气 - 血流失衡。

2. 高碳酸血症或 CO_2 潴留的两个原因是低通气与通气 - 血流

失衡。

3. 分流是患者吸入 100% O_2 时动脉 PO_2 不能达到预期水平的唯一原因。

4. 通气 - 血流比决定每一肺单元的 PO_2 与 PCO_2。因为肺顶部通气 - 血流比高，肺尖 PO_2 高而 PCO_2 低。

5. 通气 - 血流失衡降低了肺对所有气体的交换效率。然而，许多通气 - 血流失衡的患者动脉 PCO_2 正常，因为相应肺泡通气增加。与之不同的是，动脉 PO_2 通常是低的。这两种气体的不同改变是由其解离曲线的不同形状决定的。

6. 肺泡 - 动脉氧分压差是通气 - 血流失衡测量的有用工具。肺泡 PO_2 可用动脉 PCO_2 由肺泡气体方程计算得到。

临床病例解析

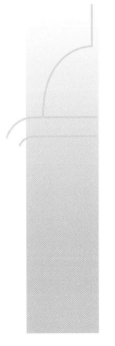

一位 60 岁的男性，因病毒性上呼吸道感染后咳嗽、咳痰、呼吸困难加重 2 天就诊于急诊。其门诊病历显示他长期吸烟，每天吸烟两包，因慢性劳力性呼吸困难、咳嗽、咳黄痰在呼吸科门诊随诊数年。门诊肺功能检查确诊其存在慢性阻塞性肺疾病（COPD）。呼吸室内空气时动脉血气分析示 pH 7.38，PCO_2 45 mmHg，PO_2 73 mmHg。

在急诊期间，该患者存在明显气短。其口唇轻度发绀，肺部听诊存在弥漫分布的高调乐样呼吸音。胸部 X 线片显示双肺过度膨胀，存在区域性异常透亮影，不存在局灶性阴影。呼吸室内空气时动脉血气分析示 pH 7.30，PCO_2 55 mmHg，PO_2 45 mmHg。作为其治疗的一部分，该患者被给予鼻导管吸氧，速度 2 L/min。30 min 后复查血气分析提示 PO_2 上升至 90 mmHg。

- 假设呼吸交换率为 0.8,该患者在门诊时的肺泡 - 动脉氧分压差是多少?这提示当时低氧血症的原因是什么?
- 该患者在急诊时的肺泡 - 动脉氧分压差是多少?这提示当时低氧血症的原因是什么?
- 为何该患者在急诊时 PCO_2 高于在门诊时?
- 补充吸入氧气后 PO_2 的变化提示该患者低氧血症的原因是什么?

单选题

1. 一位登山者到达 4500 m(14 800 ft)的高度,大气压为 447 mmHg。其动脉 PO_2 为 55 mmHg,而动脉 PCO_2 为 32 mmHg,那么湿润的吸入气体 PO_2 是多少 mmHg?
   A. 44
   B. 63
   C. 75
   D. 84
   E. 98

2. 一个居住在海平面水平肺部正常的人动脉 PCO_2 为 40 mmHg,服用了过量巴比妥类药物,肺泡通气减半,而 CO_2 排出不变。如果他的呼吸商为 0.8,其肺泡 PO_2 大约为多少 mmHg?
   A. 40
   B. 50
   C. 60
   D. 70
   E. 80

3. 在第 2 题描述的情景中,吸入气体中的 O_2 浓度需要提高多少从而使肺泡 PO_2 维持在原有水平?
   A. 7%

B．11%

C．15%

D．19%

E．23%

4．患者因为肺炎所致的严重呼吸衰竭正在接受机械通气，在动脉 PO_2 从 75 mmHg 下降至 55 mmHg 后，通气量被从 10 L/min 增加至 15 L/min。由于患者临床状况的这种变化，您希望接下来看到以下哪种情况？

A．肺血管阻力降低

B．肺泡毛细管屏障的二氧化碳弥散速度更快

C．从具有高和低通气 - 血流比的肺单位清除二氧化碳增加

D．仅从具有高通气 - 血流比的肺单位摄取的氧气增加

E．从具有高和低通气 - 血流比的肺单位摄取的氧气增加

5．如果一位登山者在珠穆朗玛峰顶部（大气压 253 mmHg）保持着 34 mmHg 的肺泡 PO_2，且处于稳定状态（R ≤ 1），则他的肺泡 PCO_2 不可能高于多少 mmHg？

A．5

B．9

C．11

D．13

E．15

6．患者 1 和患者 2 的通气 - 血流（$\dot{V}_A/\dot{Q}$）比分布均显示在下图。每个患者都是吸入空气。与患者 1 相比，患者 2 符合以下哪项？

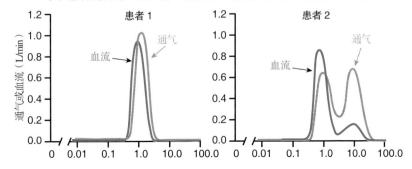

A. 肺泡毛细管屏障的弥散速率下降

B. 分流率减少

C. 肺泡 - 动脉氧分压差增加

D. 动脉 PO_2 增加

E. 动脉 PO_2 没有变化

7. 在实验模型中，测量从直立位肺的肺底和肺尖毛细血管中取出的血液中的多个变量。结果显示在下表中。对于这些参数的变化，以下哪种解释最合理？

位置	PO_2（mmHg）	PCO_2（mmHg）	pH
肺底	87	43	7.38
肺尖	128	29	7.50

A. 肺尖的分流单元数量降低

B. 从肺底到肺尖血流增加

C. 肺尖肺动脉血管收缩增加

D. 从肺底到肺尖通气增加

E. 肺尖处的平均通气 - 血流比增加

8. 患者既往体健，因机动车碰撞中受伤而住院时被诊断为肺栓塞，其中左下叶肺动脉被大血栓堵塞。如果整个肺部持续肺泡通气，这种肺动脉提供的肺部单位中会产生以下哪种变化？

A. 终末毛细血管血液的 pH 降低

B. 缺氧肺血管收缩

C. 肺泡 PCO_2 增加

D. 肺泡 PO_2 增加

E. CO_2 清除增加

9. 患有慢性肺病的患者进行了一种心肺运动试验。在监测呼出气体时进行动脉血气分析。静息数据如下表所示。

CO$_2$产生 （ml/min）	O$_2$消耗 （ml/min）	PaCO$_2$ （mmHg）	PaO$_2$ （mmHg）
200	250	49	48

静息时肺泡 - 动脉氧分压差大约是多少 mmHg ?

A．10

B．20

C．30

D．40

E．50

10．一位 52 岁有冠心病、大量吸烟史的男性，因呼吸困难、发热、咳铁锈色痰 2 天就诊于急诊。其到达急诊室时即进行动脉血气分析，吸氧后复查。血气分析结果如下表：

F$_1$O$_2$	pH	PaCO$_2$	PaO$_2$	HCO$_3^-$
0.21	7.48	32	51	23
0.80	7.47	33	55	23

其低氧血症的主要机制是什么?

A．弥散限制

B．低通气

C．分流

D．通气 - 血流失衡

E．低通气及通气 - 血流失衡

11．一位 60 岁既往体健的女性罹患严重的左下叶肺炎。置入肺动脉和桡动脉导管以进行监测。动脉和混合静脉氧含量分别为 17 ml/100 ml 和 12 ml/100 ml，而终末毛细管氧含量估计为 20 ml/100 ml。动脉 PO$_2$ 为 55 mmHg，动脉 PCO$_2$ 为 41 mmHg。由于患者的这种临床状况，以下哪一项会出现?

    A. 肺泡 PO_2 下降

    B. 通气驱动减少

    C. 动脉 PCO_2 增加

    D. 肺泡 - 动脉氧分压差正常

    E. 对补充氧气的反应不佳

12. 一位 35 岁的男性被发现右下肺最下部肺段之一存在一处大的动静脉畸形（瘘）。以下哪项改变可见于该患者从仰卧位变为直立位时?

    A. 肺泡 PO_2 下降

    B. 肺泡 - 动脉氧分压差下降

    C. 动脉 PO_2 增加

    D. 无效腔分数增加

    E. 分流比例增加

第 6 章
气体在血液中的运输

气体如何往返于外周组织

译者：张英芳　刘智博　校对：夏金根　黄　絮

本章讨论血液中气体的运输，包括氧气与二氧化碳。首先，我们介绍氧气运输的两种方式：物理溶解、与血红蛋白化学结合，包括氧解离曲线和影响氧气与血红蛋白亲和力的因素。然后介绍二氧化碳在血液中运输的三种形式。接下来，我们讨论血液中的酸碱状态和四种基本的酸碱失衡：呼吸性酸中毒和碱中毒，代谢性酸中毒和碱中毒。最后，我们简要介绍外周组织中的气体交换以及影响组织和混合静脉血中氧含量的因素。阅读本章后，读者应该能够：

- 描述氧气和二氧化碳运输的主要机制以及对血液中氧气和二氧化碳浓度的影响
- 明确影响氧气与血红蛋白亲和力的因素
- 比较对照氧解离曲线和二氧化碳解离曲线
- 运用血气数据及 Davenport 图描述酸碱状态
- 根据输送氧和组织利用氧的变化预测组织和混合静脉血氧分压的变化

　　在前面的章节中，我们知道了空气是如何进出血气屏障、气体弥散、血液进出血气屏障运动以及通气血流比值在高效气体交换中的重要作用。在这一章节中，我们将讨论呼吸的主要气体，即氧气和二氧化碳是如何在血液中运输的，以及介绍决定血液和体内酸碱状态的主要因素。我们首先介绍氧气和二氧化碳的运输。

第 1 节　氧　气

　　氧气在血液中有两种运输方式：物理溶解和与血红蛋白结合。

溶解的 O_2

　　根据 Henry 定律，气体溶解的量取决于分压（图 6-1）。每 1 mmHg 的氧分压，可以使 0.003 ml O_2 溶解在 100 ml 血液中。因此，100 ml 正常动脉血（氧分压是 100 mmHg）含有 0.3 ml O_2。

　　显而易见，只依靠这种方式运送氧不能满足机体的需求。假设剧烈活动时心输出量是 30 L/min，100 ml 动脉血携带的溶解 O_2 是 0.3 ml（每升血液中 3 ml O_2），那么输送到组织的氧仅有 $30 \times 3 = 90$ ml/min，但组织耗氧的需求却可高达 2000 ml/min。显然，机体还需要其他运送氧气的形式。

结合血红蛋白

　　亚铁血红素是一种铁 - 卟啉复合物，与包含四个肽链的珠蛋白结合。肽链有两种形式，α 和 β。两者区别在于氨基酸序列不同，并组成不同的人血红蛋白类型。正常成人的血红蛋白是血红

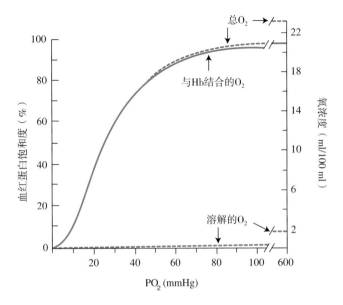

图 6-1   pH 7.4，PCO$_2$ 40 mmHg，37 ℃时的氧解离曲线（实线）。血红蛋白浓度为 15 g/100 ml 时全血中的氧浓度

蛋白 A。血红蛋白 F（胎儿）组成新生儿血红蛋白的一部分，并在出生后一年左右被替代。由于胎儿所处的环境非常缺氧，因此胎儿血红蛋白对氧气的亲和力很高。血红蛋白 S（镰形）β 链上的谷氨酸为缬氨酸所取代，这导致氧亲和力的下降和解离曲线的右移。更重要的是，这种去氧合形式的血红蛋白很难溶解，会在红细胞内形成结晶，因此细胞形态就会从双凹圆盘形变成新月形或镰刀形，使细胞脆性增加并容易形成血栓。血红蛋白还有很多其他的结构形式，其中一些也会导致氧亲和力的异常。关于血红蛋白的详情，可参见生化教科书。

正常血红蛋白 A 的亚铁离子基团可在许多药物或化学物质（如亚硝酸盐、磺胺类药物、乙酰苯胺和局麻药）的作用下氧化成三价铁。这种结合三价铁的形式称为高铁血红蛋白。某些先天性疾病可导致红细胞内高铁血红蛋白还原酶缺陷，而含有高铁血红蛋白的血液，既难以与氧结合，又很难将氧释放到外周组织。另一种异常形式是硫化血红蛋白，这种形式的复合物是不能运输氧的。

血红蛋白

- 有四个亚铁血红素位点可以结合氧气。
- 珠蛋白由两条 α 链和两条 β 链组成，肽链可发生多种突变。
- 成人血红蛋白 A 含有亚铁离子，如果其被氧化成三价铁离子，与氧气的结合能力会被削弱。
- 胎儿的血红蛋白 F 具有高氧亲和力，有助于胎儿耐受子宫内的缺氧环境。

氧解离曲线

氧很容易与血红蛋白（Hb）形成可逆的结合，产生氧合血红蛋白：$O_2 + Hb \rightleftharpoons HbO_2$。假设我们拿来许多玻璃容器（张力计），每一个都盛有少量血液，然后加入不同浓度的氧气。放置一段时间达到血 - 气平衡，之后测量血液中的 PO_2 和氧浓度。氧浓度（oxygen concentration）有时候也被称为氧含量（oxygen content）。已知 100 ml 血液可以溶解 0.003 ml 氧气，我们就可以计算氧气与血红蛋白结合的情况（图 6-1）。注意，在氧分压达到 60 mmHg 前，血红蛋白携氧能力快速升高，但超过这个值，曲线就变得平缓。

血红蛋白可结合的最大氧气量称为**氧容量**（O_2 **capacity**），此时，血红蛋白的所有可结合位点都被氧分子占据。这可以通过在血液中通入极高分压的氧（600 mmHg）后再减去溶解氧算得。1 g 纯血红蛋白可与 1.39 ml 氧气结合，按正常人体内血红蛋白正常值 150 g/L 计算，100 ml 血液中氧含量约为 20.8 ml。

氧饱和度（O_2 **saturation**）是血红蛋白实际结合氧的位点占总位点的百分比，即：

$$\frac{O_2 \text{ 与 Hb 结合量}}{\text{氧容量}} \times 100$$

动脉血（$PaO_2 = 100$ mmHg）中氧饱和度约为 97.5%，而静脉血（$PaO_2 = 40$ mmHg）中氧饱和度约为 75%。血红蛋白从氧化状态到去氧合状态伴随着分子构象的改变。氧合形式是 R（松散）构象，去氧合形式是 T（紧密）构象。

一般情况下，血氧含量（ml/100 ml 血液）的计算公式为：

$$(1.39 \times Hb \times \text{氧饱和度 \%}) + 0.003PO_2$$

其中 Hb 单位是 g/100 ml，PO_2 单位是 mmHg。依据此公式掌握 PO_2、氧饱和度和氧含量（浓度）之间的关系很重要（图 6-2）。例如，一位血红蛋白只有 150 g/L 的患者，心肺功能正常，动脉 PO_2 100 mmHg，这位患者氧含量为 $20.8 \times 15/15 = 20.8$ ml/100 ml，患者氧饱和度为 97.5%（正常 pH、PCO_2、体温下），但氧与血红蛋白结合只有 20.3 ml/100 ml，加上溶解的 O_2 0.3 ml/100 ml，总的氧含量为 20.6 ml/100 ml。现在假设这位患者贫血，Hb 浓度降至 100 g/L，PO_2 保持不变，则氧饱和度仍不变，但携氧量及氧含量（浓度）会降低（图 6-2）。

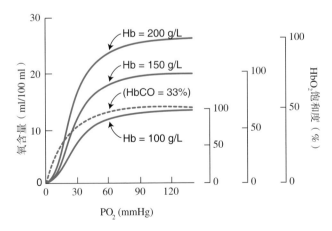

图 6-2　贫血和红细胞增多症对氧含量、血氧饱和度的影响。另外，虚线为血液中 1/3 的血红蛋白与 CO 结合时的氧解离曲线，曲线是左移的

　　氧解离曲线的形态也具有重要的生理意义。在上部平台部分，即使动脉血气中 PO_2 有所下降，携氧量也只受很小的影响。红细胞携氧通过肺毛细血管时（图 3-3），大量氧气转运后，肺泡气和血液之间持续存在较大的局部压差。如此一来，气体交换的弥散过程就加快了。而下部陡直部分的解离曲线说明在外周组织中，毛细血管 PO_2 的轻微下降就可以释放出大量 O_2，这种血 PO_2 的维持有助于 O_2 向组织细胞中的弥散。

　　由于去氧合的 Hb 是紫色的，所以以动脉氧饱和度低会引起**发绀**。但是，在轻度缺氧时这并非是可靠的体征，因为这受到很多因素的影响，如光线、皮肤色素等。去氧合的 Hb 数量很重要，发绀在红细胞增多症患者中可见，而在贫血患者中就少见。

　　H^+ 浓度、PCO_2、体温、红细胞内 2,3- 二磷酸甘油酸（2,3-DPG）增加，会使氧解离曲线右移，O_2 与血红蛋白的亲和力下降（图 6-3）；反之，氧解离曲线左移。PCO_2 影响氧解离曲线的作用主要通过调节 H^+ 浓度影响氧解离曲线，也就是 **Bohr 效应**。氧解离曲线右移意味着在特定 PaO_2 下组织毛细血管可以释放更多氧气，简易的记忆方法是运动时的肌肉产酸、产 CO_2、温度升高，这有利于毛细血管释放更多的氧给组织利用。

　　Hb 所处的红细胞内环境也可影响氧解离曲线。2,3-DPG 是红细胞的代谢终产物，它的增加可使曲线右移。2,3-DPG 在慢性缺氧的状态（如在高海拔地区生活、慢性肺病）下增加，这有利于氧释放到外周组织。相反，库存血中 2,3-DPG 缺乏，不利于氧的解离。用来衡量氧解离曲线位置的指标是氧饱和度达到 50% 时的 PaO_2，即 P_{50}。正常人的 P_{50} 值是 27 mmHg。氧解离曲线上有三个点对估测某给定 PaO_2 大致对应的血氧饱和度帮助很大：正常动脉血 PO_2 100 mmHg 对应 SO_2 为 97%；正常混合静脉血 PO_2 40 mmHg 对应 SO_2 为 75%；而 SO_2 为 50% 时，即 P_{50} 为 27 mmHg。

　　一氧化碳（常见于香烟烟雾、汽车尾气和火灾）与 Hb 结合形成 COHb 会影响血液中氧的运输。CO 与 Hb 的亲和力是 O_2 的

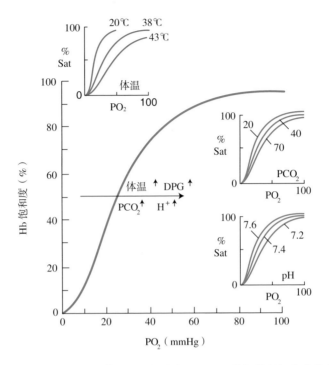

图 6-3　H⁺ 浓度、PCO_2、体温、红细胞内 2,3-DPG 增加使氧解离曲线右移

240 倍，也就是说要与等量 Hb 结合，氧分压需要达到一氧化碳分压的 240 倍。事实上，CO 解离曲线与图 6-3 的氧解离曲线形状大致相似，但 PCO 的坐标轴要压缩得多。例如，PCO 达到 0.16 mmHg 时，约有 75% 的 Hb 与 CO 结合成 COHb。因此，血液中只要有少量 CO，就可以与大量 Hb 结合而使氧气无法转运。一旦这种情况发生，即使 Hb 的量和氧分压都正常，氧含量也会下降。COHb 的存在会使氧解离曲线左移（图 6-2），导致氧解离障碍。这是 CO 中毒的另一个特点。

> **氧解离曲线**
> - 重要的锚定点：PO_2 40 mmHg，SO_2 75%；PO_2 100 mmHg，SO_2 97%；P_{50} 27 mmHg，SO_2 50%。
> - 氧解离曲线右移因素：H^+ 浓度、PCO_2、体温、红细胞内 2,3-DPG 增加。
> - 血液中一氧化碳的轻度增加导致曲线左移。

第 2 节　二氧化碳

CO_2 的运输

CO_2 在血液中以三种形式存在：溶解的 CO_2，碳酸氢盐和氨基甲酰血红蛋白（图 6-4）。

1. 溶解的 CO_2　与氧气一样遵循 Henry 定律，但 CO_2 的溶解度是 O_2 的 24 倍，可达到 0.067 ml/（dl·mmHg）。因此，溶解的 CO_2 在其运输中起重要的作用，流经肺的血液中 10% CO_2 的运输依靠溶解的形式。

2. 碳酸氢盐　以如下形式存在于血液中：

$$CO_2 + H_2O \xrightleftharpoons{CA} H_2CO_3 \rightleftharpoons H^+ + HCO_3^-$$

第一步反应在血浆中发生得很慢，但在红细胞中发生得很快，这是由于**碳酸酐酶（carbonic anhydrase，CA）**的催化。第二步反应，碳酸氢盐解离迅速，不需要酶的催化。当这些离子的浓度在红细胞中升高，HCO_3^- 顺浓度梯度向外弥散，但 H^+ 不能以这种方式转移出红细胞，因为细胞膜不允许阳离子自由通过。为了保持电荷平衡，Cl^- 就从血浆内移动到细胞内，也就是所谓的 **Cl^- 转移**（图 6-4）。Cl^- 的移动遵循 Gibbs-Donnan 平衡。

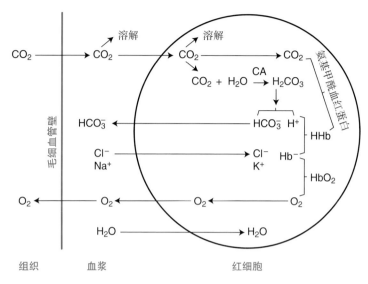

图 6-4 全身毛细血管中 CO_2 的摄取和 O_2 的释放。肺毛细血管中的情况与之相反

部分解离的 H^+ 与还原 Hb 结合：

$$H^+ + HbO_2 \rightleftharpoons H^+ \cdot Hb + O_2$$

发生这一反应的原因是还原 Hb 比氧化形式的酸性低，是更好的质子受体。因此，在外周血中还原 Hb 促进血液运载更多的 CO_2，而在肺毛细血管中，Hb 的氧合促进 CO_2 的释放。这种血液去氧合而增加 CO_2 运载能力的效应称为 **Haldane 效应**。增加红细胞膜通透性的效应有利于从血液中摄取 CO_2，导致水进入细胞，体积增大。当细胞通过肺时，它们会缩小一些。

3. 氨基甲酰复合物（carbamino compounds） 是由 CO_2 与血液中蛋白末端的氨基结合形成的。其中最主要的蛋白是血红蛋白中的珠蛋白：$Hb \cdot NH_2 + CO_2 \rightleftharpoons Hb \cdot NH \cdot COOH$，形成氨基甲酰血红蛋白。此反应不需要催化酶而迅速发生，并且还原 Hb 比 HbO_2 更易与 CO_2 结合形成氨基甲酰血红蛋白。因此，外周毛细血管内氧解离后 Hb 易与 CO_2 结合，氧化反应则有相反的效应。

　　血液中 CO_2 主要的运载方式是碳酸氢盐，溶解的 CO_2 和氨基甲酰血红蛋白的运载量很少。但是，这种比例并不反映 CO_2 在血液中结合或解离过程中的变化。动静脉中 CO_2 的差值，60% 取决于 HCO_3^-，30% 取决于氨基甲酰复合物，10% 与溶解的 CO_2 有关。

CO_2 在血液中的运输

- 碳酸氢盐反应是 CO_2 排出的主要来源，取决于红细胞内的碳酸酐酶。
- 从肺排出的 CO_2 中溶解形式占 10%。
- 氨基甲酰复合物主要由血红蛋白形成，其占从肺排出的 CO_2 的 30%。
- 血液的脱氧作用有利于氨基甲酰血红蛋白携带 CO_2。

CO_2 解离曲线

　　PCO_2 与血液中 CO_2 总浓度的关系见图 6-5。与 O_2 类似，该曲线称为 CO_2 解离曲线。与氧解离曲线相比，其更接近于线性（图 6-1）。血红蛋白结合氧越少，特定 $PaCO_2$ 下 CO_2 的浓度越高。还原 Hb 清除碳酸分解产生 H^+ 的能力越强，越容易形成氨基甲酰血红蛋白，这可以解释之前提到的 Haldane 效应产生的原因。从图 6-6 可见 CO_2 解离曲线比氧解离曲线更陡直。例如，在 40 ～ 50 mmHg 区间，CO_2 浓度的变化大约为 4.7 ml/100 ml，而氧浓度只变化了 1.7 ml/100 ml。这就是为什么动脉和混合静脉血之间 PO_2 差异很大（通常大约为 60 mmHg），而 PCO_2 的差异很小（为 5 ～ 7 mmHg）。这同样可以解释在前面第 5 章中提到的，为什么通气 - 血流失衡患者少量增加通气量，PCO_2 比 PO_2 更易恢复正常范围。

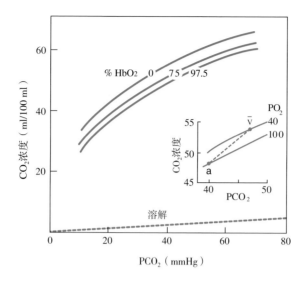

图 6-5   不同血氧饱和度下的 CO_2 解离曲线。相同 PCO_2 时，含氧血液中携带的 CO_2 少。内图示动脉血（a）和混合静脉血（v̄）中的"生理"曲线

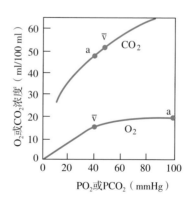

图 6-6   标注相同标尺时典型 O_2 和 CO_2 解离曲线。CO_2 解离曲线更陡直，a 和 v̄ 分别指动脉血和混合静脉血

二氧化碳解离曲线

- CO_2 运载的方式包括：溶解、形成碳酸氢盐、形成氨基甲酰血红蛋白。
- CO_2 解离曲线比氧解离曲线更接近线性。
- CO_2 曲线在 SO_2 增加时右移（Haldane 效应）。

第 3 节　酸碱状态

CO_2 的运输对血液和整个机体酸碱状态的调节有重要的作用。肺每天排出 10 000 mmol 碳酸，与之相比，肾每天仅排出 100 mmol 不挥发酸。因此，通过改变肺泡通气量清除二氧化碳，机体可以很容易调节自身的酸碱平衡。由于与肾生理内容有重叠，本节只做简单介绍。

根据 Henderson-Hasselbalch 方程，血液中二氧化碳的溶解和随之发生的碳酸分解决定了 pH。具体方程如下：

$$H_2CO_3 \rightleftharpoons H^+ + HCO_3^-$$

根据质量作用定律，碳酸的解离常数 K_a' 为：

$$\frac{(H^+) \times (HCO_3^-)}{(H_2CO_3)}$$

因为碳酸的浓度与二氧化碳溶解的浓度成正比，该常数也可以写作：

$$K_A = \frac{(H^+) \times (HCO_3^-)}{(CO_2)}$$

取对数：

$$\log K_A = \log (H^+) + \log \frac{(HCO_3^-)}{(CO_2)}$$

由此：

$$-\log (H^+) = -\log K_A + \log \frac{(HCO_3^-)}{(CO_2)}$$

因为 pH 是负对数，则：

$$pH = pK_A + \log \frac{(HCO_3^-)}{(CO_2)}$$

因为 CO_2 遵循 Henry 定律，CO_2 浓度（mmol/L）可被替换为（$PCO_2 \times 0.03$），等式变为：

$$pH = pK_A + \log \frac{(HCO_3^-)}{0.03 PCO_2}$$

pK_A 的值是 6.1，动脉血中 HCO_3^- 的正常值是 24 mmol/L，代入数值：

$$pH = 6.1 + \log \frac{24}{(0.03 \times 40)}$$

因此：

$$pH = 7.4$$

只要碳酸氢盐浓度与 $PCO_2 \times 0.03$ 的比值保持在 20，pH 就可保持在 7.4。简单来说，碳酸氢盐浓度由肾决定，而 PCO_2 由肺调节。pH 的正常范围在 7.38 到 7.42 之间。

pH、PCO_2 和 HCO_3^- 的关系可大致见于 Davenport 图（图 6-7）。两条轴代表 HCO_3^- 和 pH，图内是等 PCO_2 线。正常血浆由 A 点代表。线 CAB 显示的是碳酸加入全血后 HCO_3^- 和 pH 的关系，是血液滴定曲线的一部分，称为缓冲线（**buffer line**）。全血缓冲线比从血液中分离出的血浆缓冲线的斜率更陡，因为血红蛋白会起额外的缓冲作用。对患者全血进行体外测定时，线的斜率也会有一些差异，因为间质液和其他身体组织也会起缓冲作用。

如果血浆中碳酸氢盐浓度被肾改变，缓冲线会移位。碳酸氢盐浓度增加会使缓冲线上移，如图 6-7 中的线 DE 所示。在这种情况下，两条缓冲线，即线 DE 与 CAB 之间的垂直距离就是**碱剩余**（**base excess**）。相反，碳酸氢盐浓度降低会使缓冲线下移（线 GF），就是负的碱剩余，或称**碱缺失**（**base deficit**）。碱剩余超过 2 mmol/L 代表代谢性碱中毒，而碱剩余低于 −2 mmol/L（也

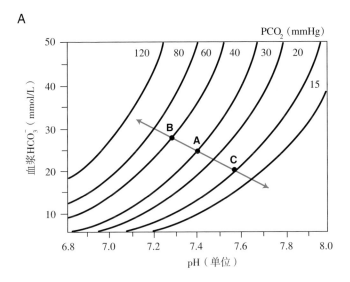

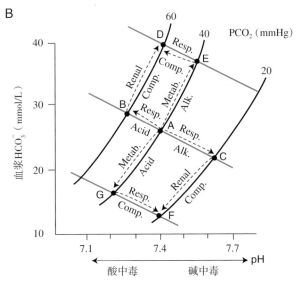

图 6-7　Davenport 图示 HCO_3^-、pH 和 PCO_2 之间的关系。A 图示正常的缓冲线 BAC。B 图示呼吸性和代谢性酸中毒、碱中毒时的变化。缓冲线 DE 和 BAC 间的垂直距离是碱剩余,缓冲线 GF 和 BAC 间的垂直距离是碱缺失(或称负的碱剩余)。Renal:肾, Resp.:呼吸, Comp.:代偿, Metab.:代谢, Alk.:碱, Acid:酸

可以用碱缺失表示）代表代谢性酸中毒。

碳酸氢盐与 PCO_2 的比值会在四种情况下变化：PCO_2、碳酸氢盐升高或降低。四种情况各自都会导致特定的酸碱变化（表 6-1）。

表6-1　四种酸碱平衡紊乱		
$$pH = pK + \log \frac{HCO_3^-}{0.03 \, PCO_2}$$		
	原发	代偿
酸中毒		
呼吸性	$PCO_2\uparrow$	$HCO_3^-\uparrow$
代谢性	$HCO_3^-\downarrow$	$PCO_2\downarrow$
碱中毒		
呼吸性	$PCO_2\downarrow$	$HCO_3^-\downarrow$
代谢性	$HCO_3^-\uparrow$	多数无

呼吸性酸中毒

呼吸性酸中毒是由于 PCO_2 的增加，导致 HCO_3^-/PCO_2 比值降低，从而降低了 pH。符合图 6-7 中 A 到 B 的移动。不论何时，PCO_2 产生碳酸，解离后导致碳酸氢盐一定程度的增加。在图 6-7 中反映为血缓冲线向左上移位。但是，HCO_3^-/PCO_2 比值降低。CO_2 潴留由肺通气不足或通气 - 血流失衡导致。

如果呼吸性酸中毒持续存在，肾会保留 HCO_3^- 以代偿。这种作用是通过肾小管细胞内 PCO_2 增加，分泌 H^+ 使排出尿液的酸度更大。H^+ 以 H_2PO_4 或 NH_4^+ 的形式分泌。HCO_3^- 被重吸收。这导致血浆中 HCO_3^- 浓度增加，使 HCO_3^-/PCO_2 比值回到正常水平。这种反应在图 6-7 中表现为沿 $PCO_2=60$ mmHg 从 B 向 D 移动，被称作**代偿性呼吸性酸中毒**（compensation for the respiratory

acidosis）。典型范例为：

$$pH = 6.1 + \log \frac{24}{0.03 \times 40} = 6.1 + \log 20 = 7.4 （正常）$$

$$pH = 6.1 + \log \frac{28}{0.03 \times 60} = 6.1 + \log 15.6 = 7.29 （呼吸性酸中毒）$$

$$pH = 6.1 + \log \frac{33}{0.03 \times 60} = 6.1 + \log 18.3 = 7.36 （代偿性呼吸性酸中毒）$$

　　肾代偿一般都是不充分的，所以 pH 不能完全回到 7.4 的正常水平。肾的代偿范围由**碱剩余**决定，也就是缓冲线 BA 和 DE 之间的垂直距离。

呼吸性碱中毒

　　呼吸性碱中毒是由于 PCO_2 的降低，使 HCO_3^-/PCO_2 比值升高，从而增高 pH（图 6-7 中 A 到 C）。高通气会导致 PCO_2 降低，例如在高海拔地区（见第 9 章），又比如发生焦虑时。肾通过增加碳酸氢盐的分泌进行代偿，使 HCO_3^-/PCO_2 比值趋向正常（沿 $PCO_2 = 20$ mmHg 从 C 到 F 移动）。长时间过度通气，肾可以完全代偿。这就将产生负的碱剩余，或称**碱缺失**。

代谢性酸中毒

　　本文中，"代谢性"是指 HCO_3^- 的原发改变，也就是 Henderson-Hasselbalch 方程中的分子。在代谢性酸中毒中，HCO_3^-/PCO_2 比值降低，pH 降低。HCO_3^- 降低可由血液内酸的蓄积造成，如控制欠佳的糖尿病、组织缺氧后乳酸蓄积。图 6-7 中相应的改变是 A 到 G 的移动。

　　在这种情况下，呼吸系统可通过增加通气量降低 PCO_2、提高 HCO_3^-/PCO_2 比值来进行代偿。刺激增加通气的因素是 H^+ 对外周化学感受器的作用（第 8 章）。在图 6-7 中，表现为 G 向 F 的移动（尽管达不到 F）。此时状态为碱缺失或称负的碱剩余。呼吸性的代偿作用通常是非常快的，而代谢性的代偿作用较慢。

代谢性碱中毒

HCO_3^- 增加使 HCO_3^-/PCO_2 比值和 pH 升高，原因多为碱的过度摄取和呕吐等造成的胃酸丢失。图 6-7 中，表现为 A 移至 E。呼吸性的代偿可表现为肺泡通气量下降、PCO_2 升高，图 6-7 中 E 向 D 的移动（尽管不完全）。但是，代谢性碱中毒中的呼吸性代偿，经常很轻微或不存在。碱剩余增加。

混合性酸碱平衡紊乱很常见，在病程中可能很难完全分清。表 6-2 列出了引起每种原发性酸碱平衡紊乱的主要过程。

表6-2 造成原发性酸碱平衡紊乱的典例			
呼吸性酸中毒	呼吸性碱中毒	代谢性酸中毒	代谢性碱中毒
过量镇静剂	焦虑发作	乳酸酸中毒	呕吐
严重慢性阻塞性肺疾病	高海拔	糖尿病、饥饿或酒精性酸中毒	祥利尿剂
神经肌肉疾病	低氧性肺病	尿毒症	碱摄入过量
肥胖低通气综合征		肾小管性酸中毒 严重腹泻	醛固酮增多症

第 4 节　血 - 组织气体交换

弥　散

O_2 和 CO_2 通过简单扩散在体循环毛细血管与组织细胞、毛细血管与肺泡气体之间移动。我们在第 3 章中提到，气体通过薄层组织时，转运率与交换面积、两侧气体分压差成正比，与厚度成反比。肺的血气屏障的厚度低于 0.5 μm，但静息肌肉中开放的毛细血管弥散距离接近 50 μm。运动时肌肉氧耗增加，有更多的毛细血管开放，弥散距离减少、弥散面积增加。CO_2 向组织的弥散速度是 O_2 的 20 倍（图 3-1），所以 CO_2 清除比 O_2 转运容易得多。

组织氧分压

PO_2 从开放的毛细血管到邻近组织降低的模式如图 6-8 所示。O_2 从毛细血管中弥散出来，在组织中被消耗，PO_2 降低。在图 6-8A 中，氧消耗与输送（取决于毛细血管内 PO_2 及毛细血管内弥散距离）的平衡使组织中有足够的 PO_2。在图 6-8B 中，毛细血管内弥散距离或氧消耗增加，使 PO_2 在某一点上降至 0。这是一种 **临界（critical）** 状态。在图 6-8C 中，存在缺氧区域，无法进行有氧（利用 O_2）代谢。在这种情况下，组织内会发生无氧糖酵解，产生乳酸。

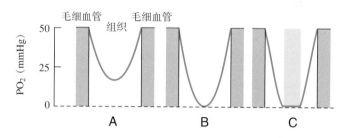

图 6-8　图示从开放的毛细血管向其邻近组织中 PO_2 降低的模式。A 示氧输送充分；B 示临界状态；C 示组织核心区域有氧代谢不充分

有证据表明，PO_2 在外周组织中的降低大多在紧邻毛细血管壁处发生。PO_2 在肌肉组织中很低（1 ～ 3 mmHg）且几乎无差异。这种方式可以解释为肌肉组织内的肌红蛋白发挥了"储氧池"的

作用，增强氧气在细胞内的弥散。

在 O_2 利用终止前，组织中 PO_2 可降低至什么程度？对离体肝细胞线粒体进行检测，氧消耗可持续进行到 PO_2 降至 3 mmHg。因此，毛细血管中较高的 PO_2 是为了确保足够的压力使氧弥散到线粒体，而氧利用部位的 PO_2 可能很低。

组织内不正常的低 PO_2 称为组织缺氧。这大多是由于氧输送降低造成，可用心输出量乘以动脉血氧含量（$Q \times CaO_2$）表示，决定 CaO_2 的因素见第 6 章第 1 节。组织缺氧的原因可有：①动脉内低 PO_2，可见于肺疾病（缺氧性低氧）。②血液携氧能力降低，如贫血或一氧化碳中毒（贫血性低氧）。③组织或机体整体血流减少，如休克或局部梗阻（循环性缺氧）。④某些毒物引起组织利用氧障碍（组织性缺氧），如氰化物，其可导致细胞色素氧化酶氧利用障碍。这种情况下，静脉血中的氧含量高而组织耗氧很低。氰化物中毒可由食入灭鼠药或苦杏仁等引起，也可能在工厂火灾中由于多聚物燃烧产生。

混合静脉血氧分压

混合静脉血中的 PO_2 和 O_2 含量是由氧气输送与组织氧利用之间的平衡决定的。例如，如果氧气输送减少，而组织对氧气的利用保持不变，那么必须通过增加血液中氧气的摄取以满足代谢需要，因此要降低混合静脉血中 PO_2 和 O_2 含量。在某些情况下如严重脓毒血症或氰化物中毒，线粒体 O_2 利用障碍，那么混合静脉血 PO_2 和 O_2 含量会增加。表 6-3 总结了不同类型低氧血症或组织缺氧的特点。

表6-3　不同类型低氧血症或组织缺氧的特点[a]

	P_AO_2	P_ACO_2	PaO_2	$PaCO_2$	CaO_2	SaO_2	PvO_2	CvO_2	氧疗是否有效
肺									
低通气	↓	↑	↓	↓	↓	↓	↓	↓	是
弥散障碍	O	O	↓	O	↓	↓	↓	↓	是
分流	O	O	↓	O	↓	↓	↓	↓	是[b]
$\dot{V}_A/\dot{Q}$ 不均一性	不定	↑/O	↓	↑/O	↓	↓	↓	↓	是
血液									
贫血	O	O	O	O	↓	O	↓	↓	是[b]
CO 中毒	O	O	O	O	↓	O[c]	↓	↓	是[b]
高铁血红蛋白血症	O	O	O	O	↓	↓[d]	↓	↓	否
组织									
氰化物中毒	O	O	O	O	O	O	↑	↑	否

[a]：O：正常；↑：增加；↓：降低。
[b]：有时有效（但少见），由于溶解氧增加（分流见图 5-4）。
[c]：氧饱和度按与血红蛋白结合而非 CO。
[d]：当用脉搏血氧仪测量血氧饱和度时。

关键概念

1. O_2 在血液中的运输主要依靠与血红蛋白结合，结合的最大量称为氧含量。氧饱和度是氧与血红蛋白结合的量除以可结合总量，等于氧气占据的结合位点占总位点数的百分比。

2. 氧解离曲线右移（O_2 与血红蛋白亲和力降低）因素：PCO_2，H^+，体温和 2,3-DPG 浓度的增加。

3. CO_2 在血液中主要以碳酸氢盐的形式运输，少部分以溶解和氨基甲酰血红蛋白的形式存在。

4. CO_2 解离曲线比氧解离曲线更陡峭，更接近线性。

5. 血液中的酸碱状态取决于 Henderson-Hasselbalch 方程，特别是碳酸氢盐浓度与 PCO_2 的比值。酸碱失衡包括呼吸性和代谢性的酸中毒、碱中毒。

6. PO_2 在某些组织中低于 5 mmHg，毛细血管中 PO_2 远高于组织，意义是产生足够的弥散梯度。影响 O_2 向组织中转运的因素包括血氧含量和血流量。

临床病例解析

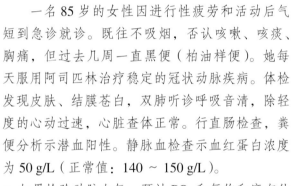

一名 85 岁的女性因进行性疲劳和活动后气短到急诊就诊。既往不吸烟，否认咳嗽、咳痰、胸痛，但过去几周一直黑便（柏油样便）。她每天服用阿司匹林治疗稳定的冠状动脉疾病。体检发现皮肤、结膜苍白，双肺听诊呼吸音清，除轻度的心动过速，心脏查体正常。行直肠检查，粪便分析示潜血阳性。静脉血检查示血红蛋白浓度为 50 g/L（正常值：140 ~ 150 g/L）。

● 如果检验动脉血气，预计 PO_2 和氧饱和度有什么变化？

● 动脉血氧浓度预计是多少？

● 患者为什么会心率增加？

● 预计患者混合静脉血氧浓度如何？

单选题

1. 52 岁女性，上消化道大出血，血红蛋白浓度由 130 g/L 降至 60 g/L，关于血氧饱和度、$PaCO_2$、动脉血氧浓度（CaO_2）和混合静脉血氧含量（$C\bar{v}O_2$）的变化，下列选项符合的是

选项	血氧饱和度	$PaCO_2$	CaO_2	$C\bar{v}O_2$
A.	下降	增加	下降	下降
B.	不变	不变	下降	下降
C.	不变	不变	不变	不变
D.	下降	不变	不变	下降
E.	不变	下降	下降	增加

2. 下图描述了血氧饱和度和 PO_2 之间的关系：

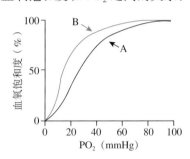

下列哪个因素可以解释曲线 A 到曲线 B 之间关系的转变？

A. 高强度锻炼

B. 低温

C. 肺通气不足

D. 2,3-二磷酸甘油酸增加

E. 乳酸酸中毒

3. 一名 38 岁潜水员因减压病就诊于急诊科。在进入高压氧舱治疗之前，鼻导管吸氧下，他的动脉 PO_2 为 120 mmHg，PCO_2 为 41 mmHg。在入舱后，气压升至 3 atm（2280 mmHg），随后他的动脉血氧含量从 20 ml/100 ml 上升至 23 ml/100 ml。以下哪个因素是动脉血氧含量改善的主要原因？

A. 血浆中溶解的氧量增加

B. 血红蛋白氧饱和度增加

C. 血红蛋白 P_{50} 增加

D. 与血红蛋白末端氨基结合的氧增加

E. 血红蛋白氧解离曲线左移

4. 一名 43 岁男子因昏迷被送入急诊。他被发现时坐在车库中的车子里，车子引擎还在转动。未吸氧状态下，他的 SpO_2 是 99%，他的皮肤颜色正常，血乳酸为 8 mmol/L（正常 < 2 mmol/L），Hb 为 145 g/L（正常为 130 ~ 150 g/L），动脉 PO_2 是 90 mmHg。胸部 X 线片未见局灶斑片影。入院后置入肺动脉导管，测得混合静脉血氧饱和度为 50%。以下哪项是该患者指标异常的机制？

A. 氧气未能与血红蛋白结合

B. 线粒体细胞色素氧化酶活性增高

C. 血红素分子中铁的氧化

D. 血红蛋白氧解离曲线右移

E. 通气 - 血流失衡

5. 当血液由动脉侧穿过肌肉毛细血管床至静脉侧时，下列哪种变化有可能出现？

A. 碳酸氢盐浓度下降

B. 血红蛋白 P_{50} 下降

C. 物理溶解二氧化碳减少

D. 氨基甲酰血红蛋白增加

E. 二氧化碳浓度和二氧化碳分压曲线右移

6. 为进行试验，在两个时间点测量股四头肌氧分压（PO_2）和混合静脉血氧浓度（$C\bar{v}O_2$），数据见下表：

变量	时间点1	时间点2
股四头肌 PO_2（mmHg）	5	2
$C\bar{v}O_2$（ml/100 ml）	15	12

下列哪项可以解释时间点 1 和时间点 2 之间的变化？

A．氰化物中毒

B．血红蛋白浓度减少

C．股四头肌温度降低

D．心输出量增加

E．吸入氧分数增加

7．一位慢性阻塞性肺疾病患者因呼吸困难加重就诊于急诊，查动脉血气：pH 7.20，$PaCO_2$ 50 mmHg，PaO_2 50 mmHg。下列哪一项可解释患者的血气结果？

A．完全代偿性代谢性酸中毒

B．完全代偿性呼吸性酸中毒

C．混合型呼吸性酸中毒合并代谢性酸中毒

D．失代偿性代谢性酸中毒

E．失代偿性呼吸性酸中毒

8．某重症监护病房中患者动脉血气结果：pH 7.25，$PaCO_2$ 32 mmHg，HCO_3^- 25 mmol/L。下列哪项可以解释患者的酸碱状态？

A．急性呼吸性酸中毒

B．检测错误

C．代谢性酸中毒合并呼吸代偿

D．代谢性碱中毒合并呼吸代偿

E．呼吸性碱中毒合并代谢代偿

9．一个健康的人乘直升飞机从海平面上升到海拔 4000 m 的山顶。如果在这个人到达山顶，呼吸山顶空气的情况下抽取动脉血气，下列哪项结果可能出现？

选项	pH	$PaCO_2$（mmHg）	PaO_2（mmHg）	HCO_3^-（mmol/L）
A.	7.32	50	55	25
B.	7.39	41	90	24
C.	7.49	32	58	23
D.	7.50	31	92	24
E.	7.43	30	63	20

10. 一名 46 岁男子从火灾中被救出后入院治疗。最初表现为呼吸急促、头晕，现在出现意识模糊。吸氧治疗下，他的动脉血氧饱和度为 99%；胸部 X 线片未见局灶斑片影；心电图示心动过速；实验室检查，PaO_2 为 200 mmHg，Hb 为 150 g/L，乳酸水平升高；置入肺动脉导管示混合静脉血氧饱和度为 85%。下列关于该患者的解释哪项正确？

    A. 一氧化碳血红蛋白血症

    B. 氰化物中毒

    C. 低血容量性休克

    D. 高铁血红蛋白血症

    E. 肺水肿

11. 一名 41 岁妇女因服药过量，接受机械通气治疗。入院第 5 天出现发热（39 ℃），发现血源性感染。当天上午 PaO_2 72 mmHg，与前一天血气结果相比没有变化。下列哪种生理变化可能出现？

    A. 二氧化碳减少

    B. 分流率减少

    C. 动脉血氧浓度增加

    D. 动脉血氧饱和度增加

    E. 血红蛋白 P_{50} 增加

12. 急诊科患者动脉血气分析结果如下：pH 7.48，$PaCO_2$ 45 mmHg，HCO_3^- 32 mmol/L。下列哪种情况符合上述血气结果？

    A. 焦虑发作

    B. 阿片类药物过量

    C. 严重的慢性阻塞性肺疾病

    D. 糖尿病控制不佳

    E. 呕吐

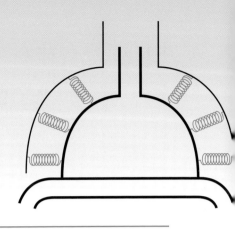

第7章
呼吸力学

肺如何进行呼吸支持和运动

译者：陈姿颖　吴小静　黄琳娜
校对：蔡　莹　黄琳娜　黄　絮

本章讨论肺和胸壁运动所需的动力及运动时需要克服的阻力。首先，我们关注包括吸气肌和呼气肌在内的呼吸肌。之后是影响肺弹性特性的决定因素，包括组织因素和气液界面的表面张力。接着我们会探讨不同肺区通气差异及小气道陷闭机制。与肺类似，胸壁同样具有弹性，二者间的交互作用也是本章探讨的内容。我们在对气道阻力的物理学原理进行阐述的同时，也对其测量方法、主要存在部位及生理学影响因素进行讲解。对用力呼气过程中气道动态陷闭进行分析。最后，我们对肺及胸壁运动所需的功以及正压通气的力学改变进行讨论。阅读本章后，读者应该能够：

- 比较吸气肌和呼气肌在呼吸中的作用
- 识别增加或减少肺顺应性的因素
- 描述肺表面活性物质在肺泡表面张力及肺泡稳定性中的作用
- 描述不同肺区通气差异的原因
- 概述呼吸周期中气道及胸腔内压力的变化
- 识别决定气道阻力的因素
- 描述气道动态陷闭的机制及结局

129

第1节 呼吸肌

吸 气

吸气时最重要的肌肉是**膈肌**。它由一薄层圆顶状的肌肉组成，嵌入低位肋骨，由颈神经 3、4、5 段发出的膈神经支配。当它收缩时，腹腔内容物被强制向前、向下移动，胸腔垂直容积增加。同时，肋骨边缘向上、向外移动，使得胸腔横径增加（图 7-1）。

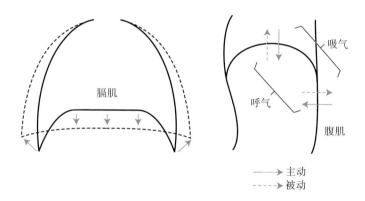

图 7-1　吸气时，圆顶状膈肌收缩，腹腔内容物被强制向下、向前移动，同时胸腔变宽，整个胸腔容积增加。用力呼气时，腹肌收缩导致膈肌上移

正常人平静呼吸时，膈肌移动约 1 cm，但在用力吸气及呼气时，它的位移可达 10 cm。当一侧膈肌麻痹时，由于吸气时胸腔内压下降，膈肌反而会**上抬**而不是**下降**，即所谓的**矛盾运动**，患者用力吸气时荧光透视下可见。

肋间外肌连接相邻的肋骨，其走行斜行向下、向前（图 7-2）。当它们收缩时，肋骨被向上、向前牵拉，引起胸腔横径及前后径增加。横径增加是由于肋骨的"桶把手（bucket-handle）"样运动。肋间肌由来自同一节段脊髓发出的肋间神经支配。由于膈肌的作用非常强大，单纯的肋间肌麻痹不会对静息呼吸造成严重影响。

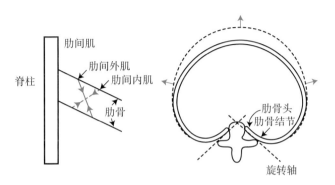

图 7-2　肋间外肌收缩时，肋骨向上、向前移动，并沿肋骨结节与肋骨头之间的旋转轴旋转，使胸腔横径及前后径增加。肋间内肌收缩的作用相反

辅助吸气肌包括提升第一、第二肋的斜角肌和提升胸骨的胸锁乳突肌。平静呼吸的过程中这些肌肉的作用非常小，而在运动过程中，它们就会剧烈收缩。引起鼻孔张开的鼻翼及头颈部的小肌肉则扮演着次要角色。

呼　气

平静呼吸过程中呼气是被动的。肺和胸壁具有弹性，在吸气扩张之后它们会倾向于恢复平衡位。在运动及主动过度通气的过程中，呼气则是主动的。呼气时最重要的肌肉为**腹壁肌**，包括腹直肌、腹内及腹外斜肌、腹横肌。当这些肌肉收缩时，腹内压升高，膈肌上抬。此外，这些肌肉在咳嗽、呕吐及排便时也会强有力地收缩。

肋间内肌通过向下和向内牵拉肋骨（与肋间外肌作用相反），降低胸腔容积，以协助主动呼气。同时，它们加强肋间隙以防在形变过程中向外膨出。研究表明，呼吸肌（尤其是肋间肌）的作用，远比此处的简短描述复杂。

呼吸肌

- 吸气是主动的；静息状态下呼气是被动的，而运动过程中呼气则是主动的。
- 膈肌是吸气时最重要的肌肉，它由起源于颈神经 3、4、5 段的膈神经支配。
- 腹肌收缩在主动呼气时起着关键作用。

第 2 节　肺弹性特性

压力 - 容积曲线

假如我们将气管导管插入一离体动物肺内并置于罐子中（图7-3）。罐子中的压力降至大气压以下会导致肺扩张，其容积变化可用肺量计来测量。压力在图中各点维持数秒以保证肺恢复静息状态。用这种方法可绘制出肺压力 - 容积曲线（P-V 曲线）。

在图 7-3 中，肺扩张所需压力由泵产生，而在人体则源于胸腔容积的增加。尽管肺与胸壁间的胸膜内间隙（其间只有几毫升液体）比图 7-3 中肺与罐子间的空间小得多，但二者在物理学原理方面并无本质差别。

图 7-3 显示肺吸气和呼气时的曲线是不同的，这种现象被称为**滞后现象（hysteresiss）**。我们发现在任何给定的压力下，呼气时的肺容积比吸气时大。同时也发现，在没有任何吸气压力的情况下，依然有部分气体存留于肺内。实际上，由于小气道闭合、肺泡内存在陷闭气体（trapping gas），即使肺周围压力升高至大气压以上，也只有很少部分气体进一步丢失（与图 7-9 对比）。

随着年龄的增长，或在患有某些肺部疾病如肺气肿时，这种**气道闭合**（**airway closure**）在较高肺容积时也会发生。

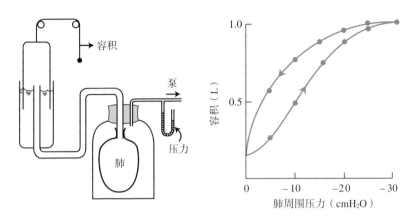

图 7-3　应用离体肺描绘压力 - 容积曲线。维持压力于图中各点并保持几秒，测得各压力所对应的肺容积。描绘出的曲线并非线性，在较高压力时趋于平坦，且吸气与呼气曲线并不重合，存在滞后现象

　　图 7-3 中，气道及肺泡内压力与大气压相同，在横轴上均为 0。因此，横轴也反映了肺内外之间的压差，即我们所熟知的**跨肺压**（**transpulmonary pressure**），它在数值上等于当肺泡压为大气压时肺周围的压力。我们也可以通过将胸膜暴露在大气压下并给予正压的方法扩张肺组织来描绘如图 7-3 所示的肺压力 - 容积曲线。在这种情况下，横轴应被标识为**气道压**（**airway pressure**），数值为正值，描绘出的曲线应与图 7-3 一致。

顺应性

　　压力 - 容积曲线的斜率，或单位压力变化下的容积变化，即为**顺应性**（**compliance**，C），其计算公式如下：

$$C = \frac{\Delta V}{\Delta P}$$

在正常范围内（扩张压在 −10 ~ −5 cmH$_2$O），肺顺应性很好，易于扩张。人类肺的顺应性约为 200 ml/cmH$_2$O。然而，在较高扩张压力下，肺变得僵硬，其顺应性变小，曲线斜率变得平坦。

肺顺应性不是一成不变的，受多种因素的影响。肺顺应性**下降**可由肺内纤维组织增加（肺纤维化）引起。同时，肺泡水肿引起某些肺泡扩张受限，也会导致顺应性下降。如果肺长时间处于不通气状态，尤其是在小容积时，顺应性亦会下降。这既可能与部分肺组织发生肺不张（萎陷）相关，也可能与肺表面张力增加（见下文）相关。如果肺静脉压力增高出现肺淤血，也会在一定程度上导致顺应性下降。肺顺应性**增加**可见于肺气肿和正常老化肺。

肺顺应性具有容积依赖性，因此人类肺在单位压力变化下的容积改变比老鼠肺大。基于这个原因，当希望能评价肺组织固有弹性特性时，我们可以测量**比顺应性**（**specific compliance**），即单位肺容积的顺应性。

由于肺的弹性回缩力，在图 7-3（以及活体胸腔）中肺周围压小于大气压。"肺弹性特性"，即扩张后自发恢复至静息容积倾向的原因在于：肺富含弹性组织，这可在组织切片中见到。肺泡壁及其周围的血管及支气管富含弹性蛋白和胶原纤维。尽管单个纤维的延展性较小，但多条纤维形成适当的几何分布使肺富有弹性。正如尼龙袜一样，尽管单个尼龙纤维很难伸展，但由于编织方法得当使它具有较好的扩张性。老化肺及肺气肿肺弹性回缩力的改变，可能与肺内弹性组织变化相关。

> **肺压力-容积特性**
>
> ● 压力 - 容积曲线是非线性的，高容积时肺变得僵硬。
> ● 吸气和呼气曲线间存在滞后现象。
> ● 顺应性是曲线斜率，即 $\Delta V / \Delta P$。
> ● 肺压力 - 容积特性取决于肺结构蛋白（胶原纤维、弹性纤维）及肺泡表面张力。

表面张力

　　肺压力 - 容积特性中的另一重要因素是肺泡内壁衬覆的液膜所产生的表面张力。表面张力是假设作用于单位长度（1 cm）液体表面的力，其单位为达因（图 7-4A）。其产生机制是由于相邻水分子间的吸引力远远大于气 - 液分子间的，这使得液体表面积尽可能趋于最小。最好的例子是吹泡泡时管子末端形成的肥皂泡（图 7-4B）。气泡的两个界面（即液 - 液界面及气 - 液界面）尽可能地收缩，形成一球体（给定体积下的最小表面积），同时产生的压力可通过拉普拉斯（Laplace）定律算出：

$$P = \frac{4T}{r}$$

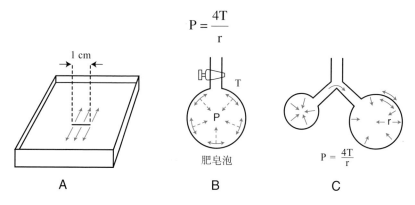

图 7-4　A. 表面张力是假设作用于单位长度液体表面的力；B. 肥皂泡中的表面张力倾向于减少肥皂泡的表面积并在肥皂泡内部产生压力；C. 由于小气泡产生较大的压力，大气泡可爆裂

其中 P 为压力, T 为表面张力, r 为半径。当球形肺泡只有一个液 - 液界面时, 分子为 2 而不是 4。

　　表面张力可能影响肺压力 - 容积特性的第一个证据是: 与充气相比, 充盐水时的肺组织具有更大的顺应性 (更容易扩张) (图 7-5)。因为盐水消除了表面张力但可能并不影响肺固有组织力学, 说明表面张力在肺静态回缩力中起了很大的作用。随后, 研究者们通过研究暴露于毒气中的动物肺水肿模型发现, 这些水肿液中微小气泡相当稳定, 提示存在一个非常低的表面张力。这一观察导致了一个引人注目的发现——**肺表面活性物质**。

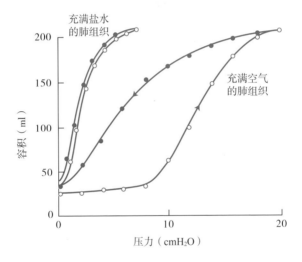

图 7-5　比较充满空气及充满盐水的肺 (猫) P-V 曲线。空心圆圈代表吸气, 实心圆圈代表呼气。与充满空气的肺相比, 充满盐水的肺顺应性更好且滞后现象不明显 (引自 Radford EP. *Tissue Elasticity.* Washington, DC: American Physiological Society; 1957.)

　　现在我们已经知道某些肺泡细胞会分泌一种物质, 可以大大地降低肺泡内壁衬液的表面张力。表面活性物质是一种磷脂, 其重要成分为二棕榈酰磷脂酰胆碱 (dipalmitoyl phosphatidylcholine, DPPC)。肺泡上皮细胞有两种类型。I 型肺泡上皮细胞呈 "煎蛋形", 其细胞质长且薄, 可延伸覆盖于肺泡壁 (图 1-1)。Ⅱ型肺泡上皮细胞更紧致 (图 7-6), 电镜下可见肺泡内"板层小体"被挤出肺泡并转化为表面活性物质。某些动物肺内的表面活性物质可以通过盐水灌洗出。

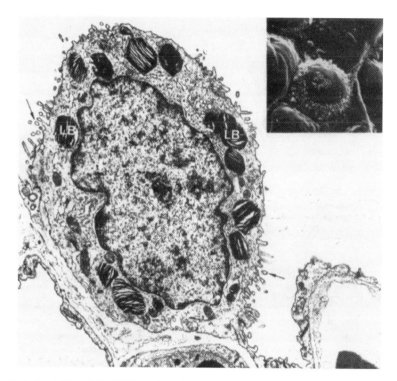

图 7-6 电镜下的Ⅱ型肺泡上皮细胞 (×10 000)。可见"板层小体 (LB)", 大的胞核及微绒毛 (箭头所示)。右上角的电镜图显示, Ⅱ型肺泡上皮细胞以表面覆有微绒毛为特征 (×3400) (引自 Weibel ER, Gil J. In: West JB, ed. *Bioengineering Aspects of the Lung.* New York, NY: Marcel Dekker; 1977.)

磷脂 DPPC 合成的原料为血液中摄取或肺内自身合成的脂肪酸。表面活性物质合成及更新速度均极为迅速。一旦肺内某一区域的血流中断, 如肺栓塞时, 则该区域的表面活性物质可能缺乏。胎儿肺泡表面活性物质的合成相对较晚。婴儿出生后没有足够量的表面活性物质会引起呼吸窘迫，若无有效的通气支持可能导致死亡。

表面活性物质对表面张力的影响可通过"表面平衡模型"来研究（图 7-7）。模型包含一个装有盐水的盘子，其上放置小剂量的监测物质。通过可移动屏障的往返运动改变表面积大小，同时通过测量外露铂条上的力来反映表面张力。无论表面积如何，纯盐水产生的表面张力约为 70 dyn/cm（70 mN/m）。盐水中加入洗涤剂会降低表面张力，但此张力同样与表面积无关。当将肺泡灌洗液加入盐水后，就会得到如图 7-7B 的曲线。我们发现，表面张力会随着表面积大幅度变化并出现滞后现象（与图 7-3 比较）。同时，当表面积很小时，表面张力会降至极低水平。

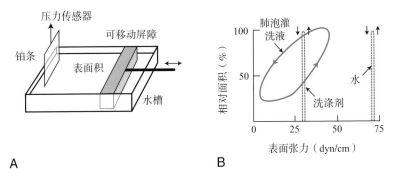

A B

图 7-7 A．表面平衡模型。表面积不断改变并通过测量外露铂条上的力来反映表面张力。B．表面张力 - 维持表面平衡所对应的表面积曲线。肺泡灌洗液的表面张力随表面积改变，最小的表面张力极低。选择上述坐标轴以便与肺组织 P-V 曲线（图 7-3 和图 7-5）相比较

表面活性物质是如何大幅度地降低表面张力的呢？显然，DPPC 为一极性分子，分为疏水端及亲水端，并在肺泡表面排列成行。此时，分子间的排斥力超过形成表面张力的液体分子间吸引力。当衬覆薄膜被压缩时，由于 DPPC 分子更加靠近，相互排

斥力增强，对表面张力的减弱作用加强。

　　表面活性物质有何生理作用？首先，较低的表面张力可增加肺顺应性，并降低呼吸功。其次，增强肺泡的稳定性。某些疾病状态下往往会形成区域性肺不张（肺泡塌陷），因此 5 亿个肺泡具有潜在不稳定性。若将肺看做是由数百万微气泡组成（虽然很显然这过于简单化），则可将这一复杂问题简化。此时，就会出现一种小气泡塌陷、大气泡爆裂的倾向。图 7-4C 表明在给定的表面张力下，气泡内的压力与其半径成反比，因此，当表面张力相同时，小气泡内的压力就会远远超过大气泡。然而，图 7-7 显示当加入肺泡灌洗液后，表面积越小则表面张力越低，因此，小肺泡塌陷、大肺泡破裂的倾向明显降低。

　　表面活性物质的第三个作用是保持肺泡干燥。表面张力使肺泡趋于塌陷，同样也有助于吸出肺泡毛细血管中的液体。实际上，弧形肺泡所产生的表面张力能降低毛细血管外组织的静水压。通过降低表面张力，表面活性物质能防止液体渗漏。

　　失去表面活性物质的后果如何？通过上文中对表面活性物质功能的阐述，我们推断表面活性物质的丧失将会出现肺僵硬（低顺应性）、局部肺不张及肺泡内渗出增加。事实上，这些都是婴儿呼吸窘迫综合征的病理生理学特点，其病因即为缺乏肺泡表面活性物质。目前可通过将合成的表面活性物质注入肺内来治疗此病。

　　还有另一种机制作用有助于肺泡的稳定性。通过图 1-2、图 1-7 及图 4-3 我们知道所有肺泡（除外那些紧邻胸膜表面的）均被其邻近肺泡包围并互为支撑。在这样存在众多连接的结构中，任何一组肺单元容积的增减均会对其他肺组织产生相反的作用。例如，当某一组肺泡趋于塌陷时，由于周围肺实质被牵拉扩张，则会对这组肺泡产生较大的牵张力。这些周围肺单元提供的支持作用被称为**相互依存作用（interdependence）**。肺扩张时，大血管及气道周围的压力下降（图 4-2）也是基于同样的原理。

> **肺表面活性物质**
>
> ● 降低肺泡内衬覆层的表面张力。
>
> ● 由 II 型肺泡上皮细胞产生。
>
> ● 含有二棕榈酰磷脂酰胆碱（DPPC）。
>
> ● 缺失会引起肺顺应性下降、肺不张及肺水肿倾向。

第 3 节　不同肺区通气差异的原因

如图 2-7 所示，下肺区通气优于上肺区，在本节讨论这些区域性差异的原因较为合适。上文已述，由于重力的作用，肺底部胸膜腔内负压要小于顶部（图 7-8）。任何可被支撑的物体都需要在底部有一个比顶部更大的力以平衡重力的向下作用，而由肋骨和膈肌支撑的肺也不例外。因此，肺底部的压力（较小的负压）要高于肺尖部。

图 7-8 显示了当局部肺（如一个肺叶）周围压力下降时，其容积改变的情况（与图 7-3 比较）。肺内压力与大气压一致。高容积肺变得僵硬，肺顺应性差，不易扩张。此外，由于肺底部的扩张压较低，这部分区域的静息容积也较小，但由于其位于压力 - 容积曲线的陡直段，因此吸气时扩张性较好。相反，肺尖部扩张压及静息容积均较大，位于压力 - 容积曲线较平坦的位置，因此吸气时容积改变较小[1]。

当我们讨论不同肺区的通气差异时，我们指的是单位静息容积下的容积改变。如图 7-8 所示：与肺尖部相比，肺底部静息容积较小，但吸气时容积变化量大，因此，肺底部通气更好。值得注意的是，虽然相较于肺尖部，肺底部相对扩张不良，但它的通气更好。仰卧位及侧卧位时重力依赖区通气更好的现象也是基于同样的原因。

---

[1] 这一解释过于简单，由于局部肺组织 P-V 曲线的特性并不等同于整个肺。

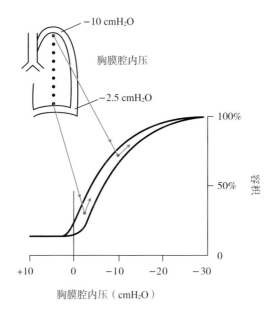

图 7-8 不同肺区通气差异的原因。由于肺的重力作用，肺尖部的胸膜腔内压比肺底部更负。因此，较肺尖部而言，在静息状态下肺底部相对扩张不良，而在吸气时肺底部扩张程度更大（引自 West JB. *Ventilation/Blood Flow and Gas Exchange*. 5th ed. Oxford，UK：Blackwell；1990.）

　　低肺容积时的通气分布存在明显的不同。图 7-9 与图 7-8 基本相似，但其展示的是肺容积处于残气量（RV）时的情况（如在深呼气后，见图 2-2）。此时，由于肺并没有被充分扩张，产生的弹性回缩力较小，因此胸膜腔内负压也较小。然而，由于重力作用，肺尖部与肺底部的差异仍然存在。值得注意的是，此时肺底部的胸膜腔内压实际上已经超过了气道压（大气压），因此，底部肺组织无法被扩张而是处于压缩状态，除非局部胸膜腔内压降至大气压以下，否则此部分肺区将无通气；相反，肺尖部正处于压力 - 容积曲线的陡直区，通气良好。因此，正常的通气分布调转了，上肺区的通气优于下肺区。

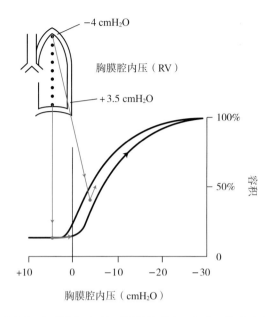

图 7-9　低肺容积时不同肺区通气差异的原因。此时，胸膜腔内负压较小，而肺底部的压力可能超过气道压（大气压）而变为正值。因此，在此区域气道关闭，平静吸气时无气体通过（引自 West JB. *Ventilation/Blood Flow and Gas Exchange*. 5th ed. Oxford，UK：Blackwell；1990.）

不同肺区的通气差异

- 直立时肺的重力作用导致肺底部胸膜腔内负压高于肺尖部（肺底部负值较小）。
- 由于 P-V 曲线的非线性，肺底部的肺泡较肺尖部更易扩张。
- 如果在残气量（RV）水平进行小潮气量通气，则最底部肺区无通气。

气道闭合

　　肺底部被压缩的肺区并不能排出所有气体。实际上，在呼吸性细支气管区域（图 1-4）的小气道首先闭合，导致远端肺泡的气体陷闭。健康年轻人的气道闭合仅出现于肺容积极小的情况下。但在正常老年人中，肺最底部区域的气道闭合可能发生在较高肺容积甚至是功能残气量（FRC）（图 2-2）。原因在于老化肺组织逐渐失去弹性回缩力，因而胸膜腔内压负值更小，就会出现如图 7-9 的情况。在这种情况下，重力依赖肺区（即最底部肺区）仅能间歇通气，导致气体交换障碍（第 5 章）。类似的情况在某些慢性肺疾病的患者中也经常出现。

第 4 节　胸壁弹性特性

与肺类似，胸廓同样具有弹性。将空气注入胸膜内间隙（气胸）就是很好的说明。图 7-10 显示正常肺外压低于大气压（像图 7-3 罐中的压力）。当空气进入胸膜腔，胸膜腔内压升高至大气压时，肺向内塌陷，胸壁向外膨出。这一现象表明平衡状态下，胸壁被向内牵拉而肺被向外牵拉，两种力彼此平衡。

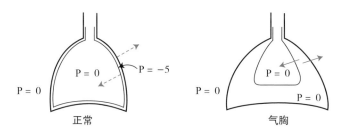

图 7-10　由于肺组织本身的弹性回缩力，肺有向内收缩的趋势，但胸壁有向外扩张的倾向。正常状态下两者达平衡状态，因此，胸膜腔内压低于大气压。气胸时，肺组织压缩，而胸壁扩张

分别描绘肺和胸壁的压力 - 容积曲线（图 7-11）可以更清晰地显示两者间的相互作用。受试者吸气或呼气后放松呼吸肌，通过肺量计测量气道压 [松弛压（relaxation pressure）]，但对未受过训练的受试者，这一实验实施较困难。图 7-11 示，在功能残

气量（FRC）时，肺和胸壁总的松弛压为大气压。肺的弹性回缩力与胸壁的向外扩张力平衡的容积就是功能残气量（FRC）。高于 FRC 时，气道压为正；相反，气道压则低于大气压。

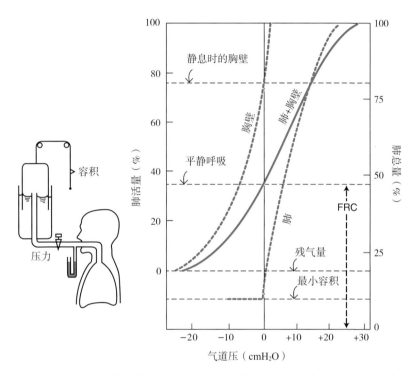

图 7-11　肺和胸壁松弛状态下的压力 - 容积曲线。在受试者通过肺量计吸气（或呼气）至某一肺容积后，夹闭阀门，松弛呼吸肌。肺 + 胸壁的综合 P-V 曲线可由肺及胸壁各自的 P-V 曲线拟合而成

图 7-11 同时描绘了肺的压力 - 容积曲线，曲线与图 7-3 相似，不同点在于：未表明"滞后现象"，且气道压为正值而非负值。如果在图 7-3 的实验中，当肺达到某个容积后，肺量计阀门夹闭，容器与大气相通（肺在气道关闭的情况下恢复静息状态），即可得到本图中横轴所示的气道压。值得注意的是，气道压为 0 时的肺容积**最小**，低于残气量（RV）。

第三条曲线是胸壁的压力 - 容积曲线。我们可以想象这是在一个没有肺的正常胸壁上所描绘的曲线。如图所示，当肺容积处于功能残气量（FRC）时，松弛压为负值。换句话说，当处于这一容积时胸腔倾向于向外膨出。直到容积增加至肺活量（VC）的 75% 左右时，松弛压才等于大气压，此时胸壁处于平衡位。每一个容积下测量的肺与胸壁总的"松弛压"等于肺和胸壁各自压力之和。因为气道压（给定容积下）与顺应性成反比，这意味着肺和胸壁的总顺应性等于肺和胸壁各自顺应性倒数之和，即 $1/C_T = 1/C_L + 1/C_{CW}$。

松弛状态下的压力-容积曲线

- 肺和胸壁各自的弹性特性决定两者的综合容积。
- 功能残气量时，肺向内的回缩力与胸壁向外的扩张力相平衡。
- 高于最小肺容积时，肺均有向内回缩的趋势。
- 肺容积低于最大肺活量的 75% 时，胸壁始终倾向于向外扩张。

第 5 节　气道阻力

管道中的气流模型

当气体通过一管道时（图 7-12），管道两端存在压力差。压力差的大小取决于气体的流速及气流形式。当气体流速较低时，流线平行于管壁，即层流（laminar flow）（图 7-12A）；当气体流速增加时，流线将变得不规则，特别是在管道分叉处；此时，流线可能会离开管壁，形成局部涡流（local eddies）（图 7-12B）；气体流速继续增高时，流线将变得完全混乱，形成湍流（turbulence）（图 7-12C）。

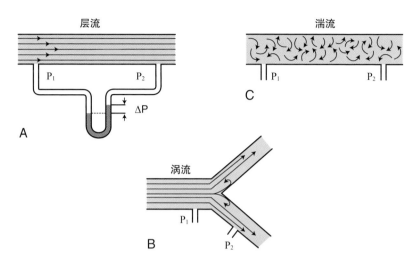

图 7-12　管道中的气流形式。A：层流；B：分叉处为过渡形式的涡流；C：湍流。气道阻力为（P_1–P_2）/ 气体流速

　　法国医生泊肃叶最先描述了**层流**时的压力 - 流速特点。在平直的圆柱形管道中，流速可表示为：

$$\dot{V} = \frac{P\pi r^4}{8nl}$$

P 表示驱动压（即 7-12A 中 ΔP）；r 表示管道半径；n 代表气体黏度；l 代表管道长度。可以看出：驱动压与气流速度成正比，可表示为 P = K$\dot{V}$。由于气道阻力（R）为驱动压与流速的比值，因此：

$$R = \frac{8nl}{\pi r^4}$$

　　注意管径的重要性，当管径减至原来的一半时，阻力可增加16 倍！但管道长度增加 1 倍仅使阻力增加 1 倍。同时要注意，气体黏度而非密度，为层流状态下的压力 - 流速关系的影响因素。

　　纯粹层流的特征为：管道中心的气体流速为平均气流速度的2 倍。气流产生高速的轴向流动（图 7-12A）。这种流速随管径改

变的特性称为**流速剖面**（**velocity profile**）。

湍流则另有其特性。此时，驱动压并不与流速成正比，而大致与流速的平方成正比，即 $P = K\dot{V}^2$。此外，与层流相比，气体密度而非黏度为相对重要的影响因素。气体流速固定时，随气体密度的增加，压力衰减更快。与层流不同，湍流并没有高速的轴向流动。

气流形式为层流或湍流很大程度上取决于雷诺系数（Reynolds number，Re），表示为：

$$Re = \frac{2rvd}{n}$$

其中 d 为气体密度，v 为平均流速，r 为管道半径，n 为气体黏度。由于密度及速度为分子，黏度为分母，故上述等式相当于惯性阻力与黏性阻力的比值。在平直光滑的管道中，当雷诺系数超过2000 时也可发生湍流。从上述等式可以看出，气体流速快及管道半径大时（气体流速恒定时）易形成湍流，而密度小的气体，如氦气则不易形成湍流。

人体的支气管树是一个非常复杂的管道系统，它们分支众多，管径差异甚大且管壁表面不规则，因此上述原理的应用较为困难。临床中，层流的出现与否很大程度上取决于气道入口处的情况。如果在某一段气道的上游形成涡流，则下游的气流形式也将受到一定程度的影响。因此，在肺这样一个具有众多分支的系统中，真正意义上的层流仅可能出现于雷诺系数非常小的终末气道中（Re ≈ 1）。在大多数支气管树中，气流形式为过渡性的（图 7-12B），真正的湍流仅发生于气管，尤见于运动后高气体流速时。通常，气流的驱动压由流速及流速的平方决定，即 $P = K_1\dot{V} + K_2\dot{V}^2$。

> **层流和湍流**
> - 气流为层流时，阻力与管径的四次方成反比。
> - 气流为层流时，流速剖面显示管道中心的气体流速最快。
> - 湍流多发生于雷诺系数较高时，即惯性阻力超过黏性阻力时。

气道阻力的测量

气道阻力为口腔与肺泡间压力差与流速的比值（图 7-12）。口腔压力可用压力计测量；肺泡内压可由体描法推断，具体操作详情可参照第 10 章。

呼吸周期中的压力变化

我们测量正常呼吸过程中的胸膜腔内压和肺泡内压[1]。如图 7-13 示，吸气开始前，由于肺的弹性回缩力，胸膜腔内压为 -5 cmH$_2$O（对照图 7-3 和图 7-10），由于无气流，肺泡内压为 0（即大气压），气道内的压力无变化。当吸气气流通过时，肺泡内压下降，形成了驱动压（图 7-12）。气道内压力下降的程度取决于气体流速及气道阻力的大小。正常成人中，呼吸周期中肺泡内压力的变化仅 1 cmH$_2$O 左右，但在存在气道梗阻的患者中，肺泡内压的变化可增高几倍。

吸气时胸膜腔内压下降是由于以下两个原因。首先，由于吸气时肺扩张，肺弹性回缩力增加（图 7-3），将导致胸膜腔内压沿虚线 ABC 变化。此外，肺泡内压的下降导致胸膜腔内压进一步下降[2]，下降的压力用阴影区表示，因此，胸膜腔内压实际的变化趋势为曲线 AB'C。虚线 ABC 与曲线 AB'C 的垂直距离反映任

---

[1] 胸膜腔内压可通过置于食管内的球囊导管测得。
[2] 组织阻力（tissue resistance）导致压力的进一步下降，下文将做进一步探讨。

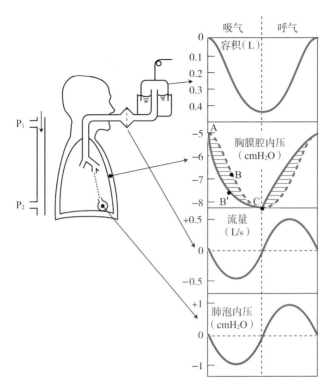

图 7-13 呼吸周期中压力的变化。当无气道阻力时，肺泡内压为 0，在肺弹性回缩力的作用下，胸膜腔内压将沿虚线 ABC 变化。肺泡内压的下降导致胸膜腔内压进一步下降的部分见阴影范围（见正文）

意时刻的肺泡内压。我们可得到一等式：口腔内压 – 胸膜腔内压 = （口腔内压 – 肺泡内压）+（肺泡内压 – 胸膜腔内压）。

呼气过程的压力变化与吸气过程相似。此时，由于肺泡内为正压，胸膜腔负压将比气道阻力为零时的胸膜腔内负压更小。在用力呼气时，胸膜腔内压则变为正值。

肺泡内压的变化曲线与流速的变化曲线相似。当气道阻力保持恒定时，两者变化一致。同样，当肺顺应性保持恒定时，肺容积曲线的形状将与胸膜腔内压曲线 ABC 一致。

气道阻力的主要存在部位

当气道到达周围肺组织时，它们的数量变得更多但管径也更细（图 1-3、图 1-5）。基于泊肃叶（Poiseuille）定律，气道阻力与管径的四次方成反比，因此我们很自然地认为气道阻力主要存在于远端小气道，这一错误观念持续了很多年。然而，通过直接测量支气管树的压力降，我们发现气道阻力主要存在于中等管径的气道，而远端小气道的阻力相对较低。图 7-14 显示最主要的压力降发生于 7 级以上的气道，2 mm 以下的气道（约 8 级以上的气道）仅占总气道阻力的不足 20%。这一矛盾现象的原因可归结为小气道数量众多。

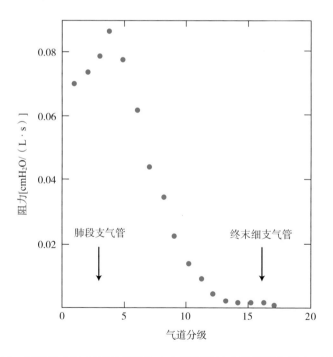

图 **7-14**　气道阻力的主要存在部位。中等管径的支气管阻力最大，而管径很小的气道阻力相对较小（重绘自 Pedley TJ，et al. *Respir Physiol*. 1970；9：387.）

"周围气道阻力很小"有助于发现早期的气道疾病。由于周围气道构成了一个"沉默区（silent zone）"，因此相当一部分小气道病变发生时，用常规测量气道阻力的方法并不能发现异常，详见第 10 章。

气道阻力的决定因素

气道阻力很大程度上受到肺容积的影响。如肺泡外血管（图4-2）、细支气管也被周围肺组织放射状地牵引，当肺容积增大时，气道的管径增加（与图 4-6 比较）。图 7-15 示，当肺容积减小时，气道阻力将大幅度地增加。如果以肺容积为横坐标，以阻力的倒数 [气传导率（conductance）] 为纵坐标，两者近似呈线性相关。

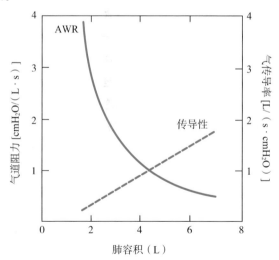

图 7-15　气道阻力（AWR）随肺容积的变化趋势图。当纵坐标为气道阻力的倒数时，两者为线性关系（重绘自 Briscoe WA，Dubois AB. *J Clin Invest.* 1958；37：1279.）

当肺容积很小时，小气道几乎完全关闭，尤其是肺底部的气道，因此此部位肺组织不易被扩张（图 7-9）。因此气道阻力增高的患者中，为降低气道阻力，肺容积往往会同时增大。

支气管平滑肌的收缩将使气道管径变小并增加气道阻力。这种现象可发生于某种刺激因素（如吸烟）作用于气管及较大管径支气管受体后。迷走神经为支配支气管平滑肌的主要运动神经，气道平滑肌的张力受自主神经支配。β 肾上腺素受体分为两类：β_1 受体主要分布于心脏，而 β_2 受体主要松弛支气管平滑肌、血管及子宫平滑肌。刺激肾上腺素受体（如肾上腺素）将导致支气管扩张。选择性的 β_2 受体激动剂，尤其是通过吸入方式给药，目前已广泛应用于支气管哮喘及 COPD 的治疗。

副交感神经及胆碱能神经的激活导致支气管收缩。因此抗胆碱能药物用于 COPD 患者的治疗，偶尔也用于治疗哮喘。肺泡内 PCO_2 的下降可直接作用于支气管平滑肌，导致气道阻力升高。向肺动脉内注射组胺可导致肺泡管平滑肌收缩。

吸入气体的**密度**和**黏度**也会影响气道阻力。深海潜水时，由于高压导致气体密度的增加，气道阻力增加，但当吸入氦氧混合气时，气道阻力增加幅度较小。气体密度而非黏度对气道阻力影响更大的原因在于：中等管径气道为气道阻力的主要产生部位，其内的气流形式并非完全的层流（详见图 7-14）。

气道阻力
- 中等管径气道阻力最高，小气道阻力较低。
- 随肺容积增加，气道被牵拉开放，气道阻力下降。
- 支气管平滑肌受自主神经系统支配，刺激 β 肾上腺素受体可导致支气管扩张。
- 吸入密度较高的气体，如潜水时，气道阻力增加。

气道动态陷闭

假设受试者先吸气到肺总量（total lung capacity），然后用力呼气至残气量（RV），据此可以描记出一条**流速 - 容积曲线**（图7-16A），随着呼气开始，呼气流速很快达峰值并逐渐下降。曲线一重要特点是：无论呼气努力如何，残气量都不会超过图 7-16A的水平。换言之，无论患者先缓慢呼气再用力呼气（图 7-16B），还是根本不用力呼气（图 7-16C），患者呼气曲线的降支最终都基本重合。因此，我们认为呼气气流受到某种因素的限制且在大多数肺容积下呼气流速与呼气努力无关。

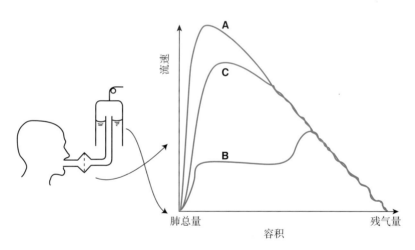

图 7-16　流速 - 容积曲线。A：最大吸气后用力呼气；B：先缓慢呼气后用力呼气；C：呼气努力较小。三条曲线的降支基本重合

为了更好地阐释这种有趣的现象，我们用另一种方式描记了上述数据（图 7-17）。受试者先进行一系列用力吸气（或呼气）然后再以不同的用力程度进行呼气（或吸气）动作。在肺容积相同时描记气体流速随胸膜腔内压的变化曲线，称为**等容压力 - 流速曲线**。可以看出，当肺容积较高时，呼气流速随呼气努力的增

加而增加，而在低 / 中等肺容积时，呼气流速增加至某一数值后即达一平台，且不会随胸膜腔内压的增加而增加，称为呼气流速的**非呼气努力依赖性（effort independent）**。

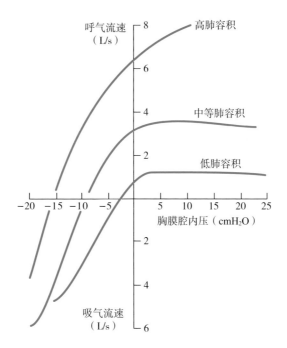

图 7-17　三种肺容积下的等容压力 - 流速曲线。每条曲线均为进行一系列用力呼气和吸气后描记出的。可以看出，当肺容积较高时，呼气流速随胸膜腔内压（与呼气用力程度一致）的增加而增加，而在低 / 中等肺容积时，当呼气流速达一平台时，胸膜腔内压的增加不会使流速继续增加（重绘自 Fry DL，Hyatt RE. *Am J Med.* 1960；29：672.）

　　呼气流速 - 容积曲线这一特性的原因在于：胸膜腔内正压导致的气道陷闭，称为气道动态陷闭。图 7-18 为整个呼吸过程中肺内气道周围压力变化的示意图，我们可以将气道外压力简化为胸膜腔内压。吸气开始前（图 7-18A），由于无气流通过，故气道压为 0，胸膜腔内压为 –5 cmH$_2$O，故气道内外压差为

5 cmH₂O（即跨壁压），可维持气道开放。随着吸气动作的开始（图 7-18B），胸膜腔内压及肺泡内压同时下降 2 cmH₂O（此时肺容积保持不变，并忽略组织阻力）并同时出现吸气流速的增加。由于沿气道的压力降，气道压为 –1 cmH₂O，气道内外的压力差为 6 cmH₂O，可维持气道开放。吸气动作结束时（图 7-18C），气流速度再次降至 0，气道跨壁压为 8 cmH₂O。最后，用力呼气开始时（图 7-18D），胸膜腔内压及气道压均升高 38 cmH₂O（肺容积与图 7-18C 相同时）。随着呼气气流和气道压力降的存在，此时气道内外的压力差为 –11 cmH₂O，导致气道**关闭**。气道塌陷发生后，限制下游气体流速的压力变为了气道外的压力，即胸膜腔内压。因此，有效的驱动压为肺泡内压与胸膜腔内压的差值。这与"Starling 阻抗（Starling resistor）"第二肺区血流的影响机制类似，即静脉压不再作为限制血流的重要压力，正如口腔内压对气道气流的影响一样（图 4-8、图 4-9）。即便为呼出更多气体而

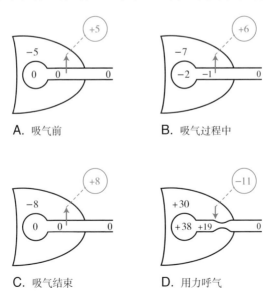

图 7-18　用力呼气时气道陷闭原因示意图。可以看出，平静呼吸时，气道内外的压力差为维持气道开放的动力，用力呼气时则相反，详见正文

更加用力呼气使胸膜腔内压继续增加，但有效驱动压（肺泡与胸膜腔内的压差）并未改变，肺容积未变，因此，呼气流速与呼气努力不相关。

由于肺泡和胸膜腔内的压差减小，气道变窄，因此最大呼气流速随肺容积的减小而降低（图 7-16）。值得注意的是，在气道陷闭处的下游，呼气流速与气道阻力无关，此处称为**等压点**（**equal pressure point**）。随着呼气的进行，等压点向远端移动，更接近于肺深部。这一现象的发生原因为：当肺容积减小时气道阻力增高，因此，气道内压力下降得更快，肺泡与胸膜腔内压很快便达到平衡。

气道动态陷闭

- 正常人呼气流速不会随用力呼气的增大而无限增大。
- 气道动态陷闭可能见于病变肺，此时呼气流速非常低，常成为限制患者活动耐量的重要因素。
- 当动态陷闭发生时，气体流速取决于肺泡内压与胸膜腔内压（而非口腔压）的差值，且与呼气努力程度无关。
- 在肺气肿这类疾病中，肺弹性回缩力降低及气道放射状牵引力丧失可加重气道动态陷闭。

加重气流受限的因素包括：其一，所有增加周围气道阻力的因素都会使气流通过时气道压力下降幅度增加，从而降低呼气时支气管内压（如图 7-18D 中气道压为 19 cmH_2O）；其二，肺容积下降导致驱动压（肺泡内压 – 胸膜腔内压）下降，会加重气流受限；其三，肺弹性回缩力的下降同样能够降低有效驱动压，如肺气肿。另外，肺气肿造成气道放射状牵引力下降，使气道更易塌陷。上述现象在正常人中仅见于用力呼气时，但在严重肺疾病的患者中正常呼气即可发生气流受限。

用力呼气试验

　　肺功能检查中，可通过测量用力呼气时的气体流速获得气道阻力的结果。图 7-19 为正常受试者用力吸气后再用力呼气后肺量计描记的曲线，第 1 秒呼出的肺容积称为第 1 秒用力呼气容积，即 FEV_1，呼出气体的总量称用力肺活量，即 FVC（通常 FVC 较慢呼气时的 VC 略低，见图 2-2）。正常情况下，FEV_1 约占 FVC 的 80%。

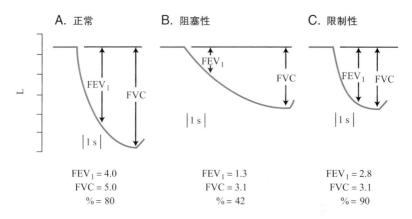

图 7-19　FEV_1 及 FVC 的测量

　　FEV_1/FVC 可鉴别两种类型的通气功能障碍。**限制性通气功能障碍**，如肺纤维化，其主要问题是吸气时肺扩张受限，FEV_1 及 FVC 同时下降，而 FEV_1/FVC 可能正常或增加。而**阻塞性通气功能障碍**，如 COPD 或支气管哮喘，其主要问题是呼气时气道阻塞，FEV_1 较 FVC 下降幅度更明显，因此 FEV_1/FVC 通常降低。临床中，混合性通气功能障碍也较常见，但需要其他测量肺容积的方式（第 10 章）。

　　其他相关指标为用力呼气流速，即 $FEF_{25\%\sim75\%}$，为用力呼气至肺活量一半时的平均呼气流速。通常情况下，$FEF_{25\%\sim75\%}$ 与

FEV_1 相当，但有时 FEV_1 正常时 $FEF_{25\%\sim75\%}$ 也可下降。用力呼气曲线上还可测得其他指标。详见第 10 章。

用力呼气试验

- 可测量 FEV_1 及 FVC。
- 为评估慢性呼吸衰竭的简单测试。
- 可鉴别阻塞性疾病和限制性疾病。

第 6 节　通气分布不均的其他原因

不同肺区通气差异的原因已在前面讨论。除了重力因素外，同一垂直水平的正常肺组织中仍存在通气分布不均的现象，且在疾病状态下这一现象更为显著。

通气分布不均的机制之一见图 7-20。如果我们把肺单位简化为与一根连通大气的管道相连的弹性空腔（图 2-1），那么通气量取决于空腔的顺应性及管道的阻力。图 7-20 中肺单位 A 的顺应性及阻力均正常，我们可以看到，吸气时空腔的容积变化大且迅速，且基本可在呼气开始前完全充满空腔（虚线所示）。相反，肺单位 B 的顺应性较低，吸气时空腔容积变化较快但较小。肺单位 C 的气道阻力很高，故吸气时空腔容积变化慢且呼气开始前并未完全充满空腔。值得注意的是，当吸气时间缩短时（如呼吸频率很快时），吸气容积也减小，这种肺单位具有较大的**时间常数**（**time constant**），时间常数为顺应性与气道阻力的乘积。因此，局部肺组织顺应性或局部气道阻力的改变可造成通气不均，而通气不均的具体形式取决于呼吸频率。

通气分布不均的第二个机制为"呼吸区（respiratory zone）"内气体弥散不充分（图 1-4）。在第 1 章中我们讨论到终末细支气管以远的部分通气的主要形式为弥散。正常情况下，气体的弥散

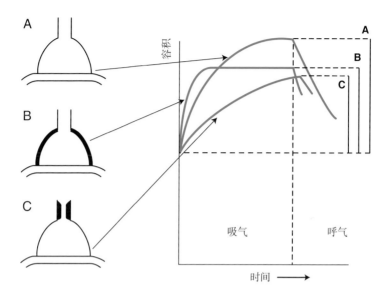

图 7-20　不同肺单位顺应性及气道阻力对肺容积影响的示意图。图 A 为正常肺泡的通气效果；图 B 和图 C 分别为顺应性降低及气道阻力增加时的通气效果。图 B 和图 C 中吸气容积均低于正常（修改自 West JB. *Ventilation/Blood Flow and Gas Exchange*. 5th ed. Oxford，UK：Blackwell；1990.）

速度相当快，肺泡间气体的浓度梯度可在 1 秒之内达到平衡。但在某种疾病情况下，呼吸性细支气管的扩张将大大增加弥散距离，此时，由于不同肺单位间的通气分布不均，吸入的气体将不能在"呼吸区"内均匀地分布。

第 7 节　组织阻力

当肺和胸壁移动时，需有压力克服组织间相互滑动产生的黏性阻力。图 7-13 中的阴影面积表示"组织间作用力"。然而，在青年人中组织阻力仅占气道及组织总阻力的 20%，在某些疾病患者中其比例会相对升高。我们可将气道及组织的总阻力称为**肺阻**

力（**pulmonary resistance**），以区别于气道阻力。

第 8 节　呼　吸　功

肺及胸廓的运动需要做功。在本章中，我们用压力（P）×容积（V）表示做功。

作用于肺的功

此功可用 P-V 曲线来阐明（图 7-21）。吸气时，胸膜腔内压变化见曲线 ABC，作用于肺的功可用 0ABCD0 的面积表示。其中，梯形 0AECD0 的面积代表克服肺弹性阻力所做的功，阴影 ABCEA 的面积代表克服黏性阻力所做的功（即气道和组织阻力）（与图 7-13 比较）。气道阻力越高或吸气流速越大，胸膜腔内负压越大，A 与 C 之间的负压差越大，ABCEA 的面积越大。

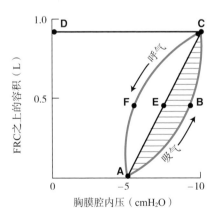

图 7-21　P-V 曲线，显示吸气时克服肺弹性阻力（0AECD0 的面积）和黏性阻力（阴影区域 ABCEA 的面积）所做的功

呼气时，区域 AECFA 的面积为克服气道（＋组织）阻力所做的功。通常，此区域位于梯形 0AECD0 区域内，因此此部分功可由储存在扩张肺组织中的能量提供，并在被动呼气的过程中释放。区域 AECFA 及 0AECD0 间的面积差代表消耗的热量。

呼吸频率越快，气体流速越大，克服黏性阻力所做的功越大，即 ABCEA 的面积越大。另一方面，潮气量越大，克服弹性阻力所做的功越大，即 0AECD0 的面积越大。临床中我们观察到肺顺应性较低（肺较硬）的患者呼吸模式通常为浅快呼吸，而严重气道阻塞患者的呼吸模式通常为深慢呼吸，这些呼吸模式均有助于降低呼吸功。

呼吸总功

尽管我们可在肌松患者（或完全肌松的正常受试者）中，通过"铁肺呼吸机"进行完全控制性通气，但作用于肺及胸壁的总功仍很难测定。因此，我们用计算呼吸时氧耗的方法替代总功的测定，且假定：

$$功率\ \% = \frac{有用功}{消耗的总能量（或氧耗）} \times 100$$

一般功率为 5% ～ 10%。

平静呼吸时的氧耗很低，不足静息状态下总氧耗量的 5%。当主动过度通气时，氧耗可增至 30%。阻塞性肺疾病患者中，呼吸氧耗可能成为限制其运动耐力的因素。

第 9 节　正压通气力学改变

如前所述，自主呼吸患者扩张胸廓，产生驱动压，从而将气道压力降至低于大气压。严重呼吸衰竭患者通常需要机械通气。

目前的呼吸机主要是通过提高气道压力而产生驱动压（图 7-22）。这种干预被称为正压通气。可以使用不同的呼吸支持方法、模式完成正压通气，以显著减少患者的呼吸功。顺应性、气道阻力及肺内通气分布的原则同样适用于机械通气，结合肺病理生理特点，调整呼吸机参数，患者甚至会出现动态气道陷闭。机械通气相关问题比较复杂，已经超出了本书范畴。更多信息请参考 *West's Pulmonary Pathophysiology*（第 9 版）第 10 章。

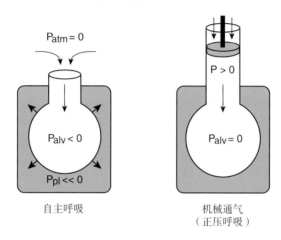

图 7-22　自主呼吸和正压呼吸的比较。自主呼吸开始时，肺泡内压降至低于大气压。在机械通气送气起始，气道压力升至高于肺泡内压。P_{atm}：大气压；P_{alv}：肺泡内压；P_{pl}：胸膜腔内压

关键概念

1. 吸气是主动的，但平静呼气是被动的。最重要的呼吸肌是膈肌。
2. 肺压力 - 容积曲线并不是线性的，且存在滞后现象。肺的弹性回缩力可由组织本身的弹性组织及肺泡内衬液的表面张力产生。
3. 肺泡表面活性物质为 II 型肺泡上皮细胞产生的磷脂类物质。

当肺泡表面张力系统不成熟时，如一些早产儿中，肺泡顺应性很低、不稳定且充满水肿液。

4. 与肺类似，胸壁同样具有弹性，但其倾向于向外扩张。在 FRC 时，肺组织向内的弹性回缩力与胸廓向外的扩张力平衡。

5. 小气道中的气流形式为层流，气道阻力与管道半径的四次方成反比。

6. 气道阻力随着肺容积的增大而下降。当气道平滑肌收缩时，如哮喘发作时，β_2 受体激动可以降低气道阻力。

7. 用力呼气时的气道动态陷闭造成呼气气流与呼气努力不相关。呼气时有效的驱动压为肺泡内压与胸膜腔内压的差值。COPD 患者中，轻微活动即出现动态气道陷闭，严重地降低了活动耐力，为致残的重要因素。

临床病例解析

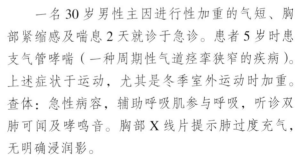

一名 30 岁男性主因进行性加重的气短、胸部紧缩感及喘息 2 天就诊于急诊。患者 5 岁时患支气管哮喘（一种周期性气道痉挛狭窄的疾病）。上述症状于运动，尤其是冬季室外运动时加重。查体：急性病容，辅助呼吸肌参与呼吸，听诊双肺可闻及哮鸣音。胸部 X 线片提示肺过度充气，无明确浸润影。

- 若该患者一小气道的直径减少 50%，那么气道阻力将增加多少？
- 与正常人相比，此患者吸气及呼气时肺泡内压有何不同？
- 支气管哮喘急性加重时，过度充气对气道阻力有何影响？
- 过度充气时对肺顺应性有何影响？

单选题

1. 通过测量最大吸气压和呼气压评估患者劳力性呼吸困难程度。结果如下：

测试	预测值	测量值	占预测值百分比
吸气压（cmH$_2$O）	120	115	96
呼气压（cmH$_2$O）	110	45	41

下列哪些肌群的衰弱会出现上述变化？

A. 膈肌

B. 肋间外肌

C. 腹直肌

D. 斜角肌

E. 胸锁乳突肌

2. 下图所示为离体的肺 A、肺 B 的压力 - 容积曲线。

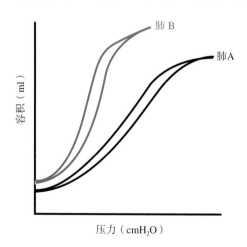

以下哪个因素可以解释肺 B 相对于肺 A 的压力 - 容积曲线位置？

A. 基底肺段不张

B. 整个肺的气道直径减小

C．弹性纤维数量减少

D．肺泡间隙表面活性物质浓度降低

E．纤维组织数量增加

3．两个气泡具有相同的表面张力，但气泡 X 的直径为气泡 Y 的 3 倍，则气泡 X 的压力与气泡 Y 的压力比为多少？

A．0.3∶1

B．0.9∶1

C．1∶1

D．3∶1

E．9∶1

4．在海平面，宇航员会详细测量直立位通气、血流和胸膜腔内压，到达国际空间站后会再次进行测量。与位于海平面相比，以下哪项会在到达空间站后出现？

A．肺尖血流减少

B．肺底静息容积增加

C．肺底和肺尖血流变异增加

D．肺底和肺尖通气变异增加

E．肺底胸膜腔负压降低

5．一位体健的 24 岁男子在一次摩托车碰撞中出现脊髓横贯伤。伤势恢复后他接受了多种肺功能评估。胸部 X 线检查发现，在平静吸气时膈肌下降到腹部。最大呼气压占预测值的 25%，且他咳嗽的力量明显减弱。以下哪个部位是他的脊髓被横断的最高部位？

A．C2

B．C4

C．C6

D．C8

E．T2

6．下列哪项描述了箭头处的呼吸功能状态？

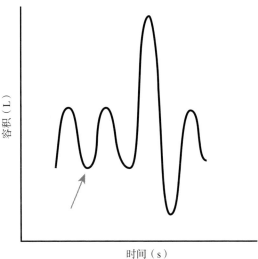

容积（L）

时间（s）

A. 气道阻力处于最小值

B. 肺的弹性回缩力与胸壁的弹性回缩力平衡

C. 胸膜腔内压大于大气压

D. 肺泡外血管的阻力最小

E. 肺泡壁跨壁压达到最大值

7. 下图描述了健康人在平静呼吸时吸气和呼气的气流。A、B、C 表示每个呼吸周期的不同时间点。关于图中所描述的时间点，下列哪个选项是正确的？

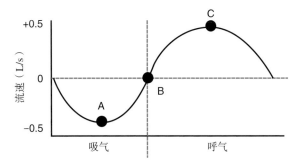

A. B 点气道阻力最低

B．A 点肺泡内压为正

C．B 点气流驱动压最大

D．C 点气流驱动压最小

E．C 点胸膜腔内压最小

8. 呼吸肌麻痹的正常麻醉患者进行正压通气时，若麻醉师将肺容积维持在高于 FRC 2 L 并持续 5 s，最可能出现以下哪种压力（cmH_2O）变化？

选项	口腔压	肺泡内压	胸膜腔内压
A.	0	0	−5
B.	0	+ 10	−5
C.	+ 10	+ 10	−10
D.	+ 20	+ 20	+ 5
E.	+ 10	0	−10

9. 两个肺单位 A 和 B，使用相同的驱动压充入相同容积的气体。每个肺单位的容积变化相同，通气末的跨肺压也相同。为实现目标容积，肺单位 B 较肺单位 A 需更长的通气时间。以下哪项特征可以解释肺单位 B 与肺单位 A 的差异？

A．纤维化

B．弹性纤维增加

C．副交感神经活性增加

D．肺炎

E．肺水肿

10. 18 个月的儿童在哮喘急性发作期出现气道炎症，下气道黏膜环周增厚 1 mm。哮喘发作前气道直径为 4 mm，目前气道阻力改变了多少？

A．减小 1/2

B．增加 2 倍

C．增加 4 倍

D．增加 16 倍

E．增加 64 倍

11．一名 30 岁女性于孕 29 周早产一女婴。出生后不久，女婴出现进行性加重的呼吸困难及低氧血症，需机械通气。呼吸治疗师监测患儿的气道阻力正常，但顺应性明显降低。以下哪项原因导致该患儿的呼吸衰竭？

A．肺泡巨噬细胞活性下降

B．肺泡表面活性物质浓度下降

C．气道黏液分泌增加

D．气道平滑肌收缩

E．气道壁水肿增加

12．一名 20 岁男性行肺功能检查。第一次测试时，他只用了 50% 的最大努力呼气。第二次测试时，他用了 100% 的努力呼气。与第一次相比，呼气峰流速及呼气末流速有何差异？

选项	呼气峰流速	呼气末流速
A．	无变化	无变化
B．	减少	无变化
C．	增加	增加
D．	增加	无变化
E．	无变化	增加

13．一名 69 岁男性患者，有长期吸烟史，诉呼吸困难加重 12 个月。查体时，可闻及广泛的呼气相湿啰音及呼气相延长。胸部 X 线片显示肺容积扩大，膈肌扁平，肺野透过度增加，满足肺气肿表现。此患者的肺功能检查如何？

选项	FEV$_1$	FVC	FEV$_1$/FVC
A.	正常	正常	正常
B.	下降	正常	正常
C.	下降	下降	正常
D.	下降	下降	下降
E.	正常	下降	正常

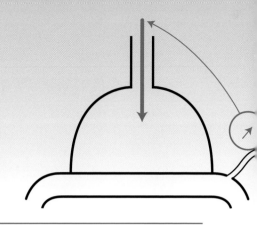

第8章
通气控制

气体交换如何被调节

译者：孙　婷

校对：蔡　莹　黄琳娜　黄　可

我们已经看到，肺的主要功能是实现血液与肺泡气体间 O_2 及 CO_2 的交换，维持正常的动脉血 PO_2 及 PCO_2。在本章中，我们可以看到尽管机体对 O_2 摄入及 CO_2 排出需求变化极大，但动脉血 PO_2 及 PCO_2 波动范围极小。这种对气体交换显著的调节作用源于对通气水平的精细调控。本章首先介绍中枢控制器，其次是各种化学感受器及向中枢控制器提供信息的其他感受器，最后阐述机体对二氧化碳、低氧及 pH 作出的综合反应。阅读本章后，读者应该能够：

- 描述中枢控制器的位置和功能
- 描述中枢和外周化学感受器的主要刺激及反应
- 简述不同肺感受器调节肺通气模式的机制
- 预测 PO_2、PCO_2、pH 和运动对通气的影响
- 识别潮式呼吸

呼吸控制系统的三个基本要素（图 8-1）如下：

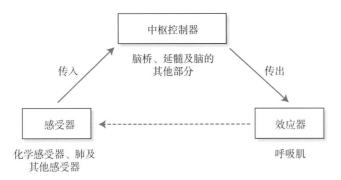

图 8-1　呼吸控制系统的基本要素。各种感受器将信息传入中枢控制器，再由中枢控制器处理后传出至呼吸肌，通过改变通气量，呼吸肌反馈性降低振动感受器传入中枢的冲动（负反馈调节）

1．感受器（sensors）　收集信息，并将其传入中枢控制器。

2．脑内中枢控制器（central controller）　整合传入信息，并将冲动传出至效应器。

3．效应器（effectors）　呼吸肌，引起呼吸运动。

我们将会看到：上述过程为一负反馈调节过程，随着效应器活动的增强，最终将逐渐减少感受器向大脑的信息传入，例如降低动脉血 PCO_2。

第 1 节　中枢控制器

正常的自主呼吸过程来源于脑干发放的冲动刺激。当自主调控存在时，大脑皮质可掩盖脑干呼吸中枢发放的冲动。在某些特定的情况下，信号也可由大脑的其他部位传入。

脑 干

周期性吸气与呼气运动由中枢模式发生器（central pattern generator）调控，相关神经元集中于脑桥及延髓，可分为 3 个神经元群。

1. 延髓呼吸中枢（medullary respiratory center） 位于第四脑室基底部下方的延髓网状结构内。一组位于腹外侧区的细胞群称为**前包钦格复合体（pre-Botzinger complex）**，其对呼吸节律的产生至关重要。此外，延髓背侧区及腹侧区分别存在一组与吸气及呼气相关的细胞群，称为**背侧呼吸群（dorsal respiratory group）**及**腹侧呼吸群（ventral respiratory group）**。这些细胞群具有内在周期性发放冲动的特性并可产生呼吸的基本节律。当所有的传入刺激消失时，这些细胞将产生重复发放的动作电位，并将神经冲动传入膈肌及其他吸气肌。

动作电位产生之前，具有内在节律性的吸气神经元存在一定时间的潜伏期（约为几秒）。随着刺激的不断增强，动作电位产生，并在接下来的几秒内逐渐增强达峰电位。与此同时，吸气肌的收缩强度呈"阶梯状"上升。最后吸气动作电位终止，吸气肌张力下降至原有水平。

呼吸调整中枢（pneumotaxic center）（见下文）发放的冲动可以提前结束吸气过程，导致吸气时间缩短，呼吸频率增快。迷走神经及舌咽神经发放的冲动可进一步调节吸气神经元的信号传出，这些神经束终止于吸气中枢旁的孤束核。

平静呼吸时，通气是由吸气肌（主要为膈肌）的主动收缩及胸壁的被动松弛恢复至平衡位来实现的（第 7 章），因此**呼气中枢（expiratory area）**并无冲动发放。然而用力呼吸，如运动状态下，呼气中枢的冲动发放将产生主动呼气。但目前还没有关于延髓呼吸中枢如何产生内在呼吸节律的统一解释。

2. 长吸中枢（apneustic center） 位于低位脑桥部。这一命名的由来是：将实验动物的大脑由此部位上方截断，那么延长的吸气（长吸式呼吸）将被短暂的呼气努力所取代。由此可见，此处发放的冲动可兴奋延髓吸气中枢并延长"阶梯状"上升的吸气动作电位。这一呼吸中枢是否在正常人呼吸过程中发挥作用尚不清楚，但是在某些类型的严重脑损伤中，可以见到这种异常呼吸模式。

3. 呼吸调整中枢（pneumotaxic center） 位于脑桥上部。如上所述，这个区域可以"关闭"或抑制吸气，从而调节吸气量及呼吸频率。上述作用可通过实验动物中直接电刺激这一区域得到证明。由于缺乏此中枢时也能维持正常的呼吸节律，故一些学者认为，这一中枢仅起到"微调（fine-tuning）"呼吸节律的作用。

呼吸中枢

- 负责产生呼吸节律。
- 位于脑干的延髓和脑桥。
- 接受化学感受器、肺、其他感受器及皮质的传入信号。
- 传出信号主要到膈神经，此外也可传入至其他呼吸肌。

皮　质

呼吸在绝大部分时间是自主调控的，大脑皮质可在一定范围内掩盖脑干的功能。比如，我们可以很容易地通过过度通气来降低动脉 PCO_2，尽管由此造成的呼吸性碱中毒会导致四肢肌肉抽搐（手足痉挛），但通过成倍降低 PCO_2 的方式可使血 pH 增加 0.2（图 6-8）。

相比而言，自主低通气较困难。屏气时间受很多因素限制，包括动脉 PCO_2 和动脉 PO_2。前期的过度通气可以延长后续的屏气时间，尤其是在前期吸入氧气时。但是除了化学因素外，也可能涉及其他因素。我们可观察到，如果在屏气过程中的吸 - 呼转换点时，吸入可升高动脉 PCO_2 并降低动脉 PO_2 的混合气体，则可能进一步延长屏气时间。

大脑其他部分

　　大脑的其他部分，如大脑边缘系统和下丘脑可改变呼吸模式，例如愤怒和恐惧的情境下呼吸模式可随之改变。

第 2 节　效 应 器

　　效应器即呼吸肌，主要的呼吸肌包括膈肌、肋间肌、腹肌及诸如胸锁乳突肌、斜角肌的辅助呼吸肌。我们已经在第 7 章的开始探讨过这些肌肉的作用。中枢发放的冲动同样会传入至鼻咽部的肌肉用于维持上气道的开放状态，这在睡眠过程中尤为重要。这些肌肉的协调工作对呼吸调控具有重要的作用，这种协调由呼吸中枢调控。有证据表明，一些新生儿，特别是早产儿，存在不协调的呼吸肌运动，尤其是在睡眠中。例如，胸部肌肉进行吸气运动时，腹部肌肉正在进行呼气运动。

第 3 节　感 受 器

中枢化学感受器

　　化学感受器是一种能对血液或周围组织液中化学成分的改变作出反应的受体。最重要的化学感受器位于延髓腹侧面第 9 与第 10 对脑神经出口处附近，参与实时通气控制。在动物中，将 H^+

及溶解的 CO_2 滴入这一区域将在几秒内刺激呼吸。我们曾一度认为延髓呼吸中枢直接对 CO_2 作出反应，但现在证明呼吸中枢与化学感受器在解剖学上是分开的。一些证据证明化学感受器在延髓腹侧面下 $200 \sim 400$ μm（图 8-2）。

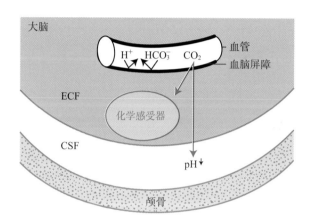

图 8-2　中枢化学感受器所处的环境。中枢化学感受器分布于脑细胞外液（ECF）中，CO_2 易于通过血脑屏障由血管弥散入脑脊液。CO_2 降低了 CSF 的 pH，从而刺激化学感受器，而 H^+ 和 HCO_3^- 则无法轻易穿过血脑屏障

中枢化学感受器位于脑脊液中并对其内的 H^+ 浓度变化作出反应。H^+ 浓度增加刺激通气，反之则抑制通气。感受器周围的细胞外液成分由脑脊液（cerebrospinal fluid，CSF）、局部血流及局部代谢产物决定。

其中脑脊液最为重要，CSF 通过血脑屏障与血液分隔。血液中 CO_2 很容易弥散通过血脑屏障，但 H^+ 和 HCO_3^- 相对不易透过。当血中 PCO_2 升高，CO_2 由血管弥散入脑脊液，释放 H^+ 刺激化学感受器。因此，血液中 CO_2 对通气的调节主要是通过其对脑脊液中 pH 的影响。然而最近有证据表明，CO_2 也可能对中枢化学感受器产生不依赖 H^+ 变化的直接影响。由此导致的过度通气同时降低血及脑脊液中的 PCO_2。动脉血中 PCO_2 增加使得大脑动脉舒张，促进了 CO_2 弥散入脑脊液和脑细胞外液。中枢化学感受器不

受 PO_2 变化的影响。

脑脊液 pH 的正常值为 7.32。由于脑脊液所含蛋白质比血液少得多，它的缓冲能力低，相同的 PCO_2 变化对脑脊液 pH 的影响较血液大得多。当脑脊液的 pH 改变很长一段时间后，HCO_3^- 将穿过血脑屏障代偿这一变化，但代偿后的脑脊液 pH 通常不会恢复至 7.32。肾对血液 pH 的代偿过程（图 6-8）通常需要 2～3 天，相比而言，脑脊液 pH 的代偿性改变速度极快。由于脑脊液 pH 比血 pH 恢复得更快，脑脊液 pH 对通气及动脉血 PCO_2 的影响更大。

上述现象的例证如下：慢性肺疾病、长期二氧化碳潴留的患者，脑脊液 pH 接近正常，因此即便 PCO_2 较高，但通气水平仍不高。类似的情况见于极度肥胖的低通气患者。还有一个类似情况见于正常受试者暴露于浓度为 3% 的 CO_2 几天后。

中枢化学感受器

- 位于延髓腹侧面附近。
- 对血液中的 PCO_2 敏感，而对 PO_2 不敏感。
- 当 CO_2 由脑毛细血管弥散至细胞外液 / 脑脊液时，细胞外液 / 脑脊液的 pH 改变刺激其中的化学感受器。

外周化学感受器

外周化学感受器位于颈总动脉分叉处的颈动脉体，以及主动脉弓上下方的主动脉球。在人体中，颈动脉体最为重要。它们包含两类血管球细胞。Ⅰ型细胞因含有大量多巴胺可显示出强荧光染色。这些细胞邻近颈动脉窦传入神经的末端（图 8-3）。颈动脉体还含有Ⅱ型细胞和丰富的毛细血管。颈动脉体的确切机制尚不明确，但许多生理学家认为这些血管球细胞是化学感受器所在的位置，当受到生理性及化学性刺激时，可调节血管球细胞神经递质的释放并影响颈动脉体传入纤维的传导速度（图 8-3A）。

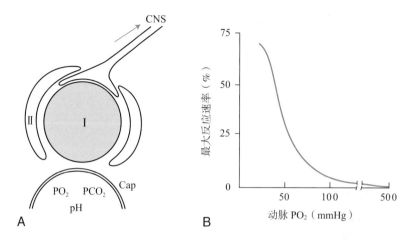

图 8-3 A．颈动脉体含有Ⅰ型、Ⅱ型两类细胞及丰富的毛细血管（Cap）。颈动脉窦神经将冲动传入中枢神经系统（CNS）。B．动脉 PO_2 与最大反应速率之间的非线性关系，PO_2 在 50 mmHg 以下时反应速率最快

外周化学感受器对动脉 PO_2、pH 下降及动脉 PCO_2 升高作出反应。它们是人体内一群独特的组织，可在 PaO_2 为 500 mmHg 左右时对 PO_2 的改变作出反应。图 8-3B 显示动脉 PO_2 与反应速率间并非线性关系。当动脉 PO_2 低于 100 mmHg 时反应速率较慢，但高于 100 mmHg 后反应速率则迅速增加。相对颈动脉体的体积而言，其拥有极为丰富的血流，因此尽管颈动脉体的代谢速率很高，但其动静脉 O_2 差仍然很小。因此，其对动脉而非静脉 PO_2 反应更敏感，注意这种反应是对 PO_2，而非 O_2 的浓度。这种感受器的反应十分迅速，因此，血液循环中发生微小的气体成分改变时，反应速率甚至可在同一呼吸周期内发生改变。外周化学感受器可以提高低氧血症患者的通气。在缺乏这类感受器的患者中，严重的低氧血症可以抑制通气，这可能与低氧刺激直接作用于呼吸中枢相关。双侧颈动脉体切除的患者完全丧失低氧刺激通气的反应，这一反应的个体差异相当大。长期暴露于慢性缺氧环

境的患者会继发颈动脉体肥大。

外周化学感受器对动脉血 PCO_2 的反应较中枢化学感受器弱。例如当受试者吸入含 CO_2 的混合气体，不足 20% 的通气反应来源于外周化学感受器，但它们反应迅速，可以在动脉血中 PCO_2 骤变时调节通气。

在人类中，颈动脉体可以对代谢性或呼吸性因素导致的血 pH 下降作出反应，而主动脉体则不能。对外周化学感受器的各种刺激间存在相互作用，升高的动脉血 PCO_2 可降低 pH，从而增强颈动脉体对低 PO_2 的反应性。

外周化学感受器

- 位于颈动脉体及主动脉体。
- 外周化学感受器对动脉 PO_2 下降、动脉 PCO_2 及 H^+ 升高作出反应。
- 反应很迅速。

肺感受器

1．肺牵张感受器（pulmonary stretch receptors） 为慢适应肺牵张感受器，位于气道平滑肌内，肺扩张刺激其产生反应。该感受器基本不具有适应特性，因此在肺膨胀的情况下仍能维持其兴奋性。其发放的冲动经迷走神经粗大的有髓神经纤维传导。

刺激这些感受器的主要效应是通过延长呼气时间以降低呼吸频率，这被称为黑 - 伯反射（Hering-Breuer inflation reflex）。这一反射可通过实验证实：将兔子预处理，分离出一条与其他呼吸肌不相关的膈肌并记录其活动，结果显示肺的扩张倾向于抑制吸气肌的进一步收缩。相反，肺组织回缩时吸气动作开始（放气反射，deflation reflex）。因此，这些反射可提供一种自我调节机制或负反馈。

一度认为，黑 - 伯反射在决定通气频率和深度中扮演非常重要的角色。通过肌肉的牵张信息传入，从而调节延髓呼吸切换机制。例如在大多数动物中，切断双侧迷走神经可阻断这些感受器的传入途径，呼吸将变得慢且深大。但在近期研究表明，人类中这种反射效应并非如此明显，只有潮气量超过 1 L，如运动时这种反射才可显现。在清醒局部麻醉中暂时阻滞双侧迷走神经并不会造成呼吸频率及潮气量的变化。有证据表明，这一反射可能对新生儿意义更大。

2．刺激性感受器（irritant receptors）　位于气道上皮细胞之间，可以感受有毒气体、香烟烟雾、吸入粉尘及冷空气的刺激。发放的冲动经迷走神经的有髓神经纤维传出，其效应包括支气管痉挛和深呼吸。由于它们的迅速适应性，额外具有明显的机械感受器功能且可对气道壁内的有害刺激作出反应，一些生理学家倾向于称这些受体为"快适应肺牵张受体"。由于其效应可释放组胺，因此刺激性感受器可能在支气管哮喘的气道收缩中起到一定作用。

3．J 感受器（J receptor）　为无髓神经纤维 C 纤维的末梢。我们推测这些感受器位于肺泡壁靠近毛细血管的位置，故称为"毛细血管旁（juxtacapillary）感受器"或 J 感受器。上述推测的依据在于它们能很快地对注入肺循环的化学物质作出反应。冲动通过迷走神经的慢传导无髓神经纤维传出，导致浅快呼吸，但强烈的刺激可导致呼吸暂停。有证据表明，肺毛细血管充血及肺泡壁间质水肿时可刺激这些受体。左心衰竭和间质性肺疾病导致浅快呼吸和呼吸困难的机制可能与这些受体参与相关。

4．支气管 C 纤维（bronchial C fibers）　与 J 感受器不同，它们位于支气管循环而非肺循环。它们能迅速地对注入支气管循环的化学物质作出反应。其效应包括浅快呼吸、支气管收缩和黏液分泌。

其他感受器

1. 鼻和上气道感受器　鼻腔、鼻咽、喉和气管包含对机械和化学刺激作出反应的受体，它们较上述刺激性感受器（irritant receptors）更为宽泛。其产生各种效应，包括打喷嚏、咳嗽及支气管收缩。喉部受到机械性刺激可诱发喉痉挛，例如局部麻醉不足的情况下进行气管插管时。

2. 关节和肌肉感受器　运动中四肢运动产生的冲动被认为是刺激通气的一部分，特别是在运动早期阶段。

3. γ系统　很多肌肉，包括肋间肌和膈肌，包含感受肌肉拉伸的肌梭。这些信息可用于反射性地控制肌肉收缩的力量。这些受体可感受呼吸困难，如气道阻塞时，此时用于扩张肺和胸壁的力量将明显增加。

4. 动脉压力感受器　动脉血压的增加会刺激主动脉和颈动脉窦压力感受器，反射性地导致肺通气不足或呼吸暂停。相反，血压下降可能导致过度通气。

5. 疼痛和温度感受器　刺激许多传入神经会导致通气的变化。疼痛刺激往往会导致一段时间的呼吸暂停，随后为过度通气。热刺激可能会导致过度通气。

第 4 节　整体反应

我们已经了解呼吸控制系统各组成部分的工作过程（图 8-1），这有利于理解呼吸控制系统对动脉 CO_2、O_2 和 pH 变化及运动作出的整体反应。

对二氧化碳的反应

在正常情况下，动脉 PCO_2 为影响通气的重要因素，这种调节作用非常敏感。在日常的休息和运动中，动脉 PCO_2 的波动不超过 3 mmHg。在睡眠时，波动可能略增加。

测定 CO_2 通气反应的方法是通过吸入 CO_2 混合气体或在一个袋子中重复呼吸，使吸入的 PCO_2 逐渐升高。受试者也可在一个含有 7% 二氧化碳及 93% 氧气的袋子中重复呼吸。重复呼吸过程中，代谢产生的 CO_2 也加入其中，但 O_2 浓度始终高于 CO_2 浓度。随着 CO_2 的不断加入，袋子内的 PCO_2 增加的速度大约为 4 mmHg/min。

通过调整混合气体，保持肺泡内氧分压恒定，实验结果如图 8-4 所示（当试验对象为正常受试者时，潮气末肺泡内 PO_2 和 PCO_2 水平可近似反映动脉中的水平）。可以看出在正常氧分压时，PCO_2 每增加 1 mmHg，通气量增加 2 ~ 3 L/min。降低 PO_2 则产生两个效应：① PCO_2 相同时，PO_2 越低通气量越大；② PO_2 降低，曲线斜率变陡。个体间对 CO_2 的通气反应差异巨大。

另一种测量呼吸驱动力的方法是短暂闭合气道时测量吸气压。受试者经口含嘴向一具有阀门的装置呼吸，吸气端设置一开关。呼气末开关关闭（受试者不自知），因此下次吸气初气道为关闭状态，0.5 s 后开关开放。吸气后第 0.1 秒的气道压力（称为 $P_{0.1}$）可反映呼吸中枢驱动力。这一指标基本不受呼吸系统力学性质的影响，但会受到肺容积的影响。该方法可用于呼吸系统对二氧化碳、低氧和其他变量敏感性的研究。

动脉 PCO_2 降低为减少通气刺激最有效的方式。下面举几个例子说明：一个人主动用力呼吸几秒后，接下来很短一段时间将没有呼吸需求；麻醉患者在麻醉医师给予过度通气后经常停止呼吸 1 min 左右；一些游泳竞技者在短距离竞赛起始时会进行过度通气，以减少整个比赛中的呼吸冲动。

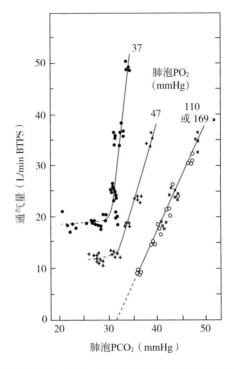

图 8-4　对二氧化碳的通气反应。每条曲线分别代表不同肺泡 PO_2 下，通气量与肺泡 PCO_2 间的关系。实验中肺泡氧分压为 110 mmHg 与 169 mmHg 时曲线差异不大（部分研究者发现肺泡 PO_2 为 169 mmHg 时曲线斜率略减小）（引自 Nielsen M，Smith H. *Acta Physiol Scand*. 1951；24：293.）

　　睡眠、高龄、基因、种族和性格因素均可能降低 CO_2 的通气反应。训练有素的运动员和潜水员对 CO_2 反应的敏感性降低。多种药物可抑制呼吸中枢，包括吗啡和巴比妥类药物，此类药物过量会导致显著的低通气。呼吸功增加时患者对 CO_2 的通气反应也可减弱，这一现象可通过正常人经狭窄的吸管呼吸来阐明，此时呼吸中枢发放的神经冲动并未减少，但并不能产生有效的通气。部分肺部疾病的患者存在对 CO_2 通气反应异常降低或 CO_2 潴留的机制可用上述原理解释。在这类患者中，应用支气管扩张剂降低气道阻力可增加通气反应。此外，也有一些证据表明这类患者呼吸中枢的敏感性下降。

　　如上所述，动脉 PCO_2 升高，使脑细胞外液 H^+ 浓度增加，作用于邻近的中枢化学感受器从而刺激通气。此外，由于动脉 PCO_2 上升和 pH 下降，可作用于外周化学感受器导致通气增加。

CO_2 的通气反应

- 大多数情况下，动脉 PCO_2 为通气的重要刺激因素并受到严格的调控。
- 大多数刺激来自中枢化学感受器，但也可来自外周化学感受器，且反应更快。
- 当动脉 PO_2 降低时，对 CO_2 的通气反应增强。
- 睡眠和高龄时，对 CO_2 的通气反应减弱。

对氧气的反应

　　动脉 PO_2 降低可刺激通气，这一现象可通过受试者吸入低氧混合气体的实验结果来证实。我们可将动脉 PO_2 和 PCO_2 近似地等同于潮气末肺泡 PO_2 和 PCO_2。图 8-5 显示，通过改变吸入混合气体浓度，维持肺泡 PCO_2 在 36 mmHg 左右，当肺泡 PO_2 降低至 50 mmHg 以下时才可观察到通气量的增加。在任何恒定的 PO_2 水平下，增加 PCO_2 均会导致通气增加（与图 8-4 对比）。值得注意的是，与 PCO_2 正常的情况不同，当 PCO_2 增加至正常值以上时，PO_2 低于 100 mmHg 时即可一定程度地刺激通气。因此，高 PCO_2 及低 PO_2 两者并存可较大程度地刺激通气，甚至可超过每个因素对通气刺激的总和。上述现象被称为高二氧化碳和低氧之间的相互作用。不同个体间相互作用的差异性很大。

　　正常情况下，PO_2 小幅度地降低无法刺激通气反应，因此这种低氧刺激通气的作用在通气控制中的角色甚微。然而，在高海拔地区，低氧可显著地增加通气需求（见第 9 章）。

　　在严重肺部疾病的患者中，低氧对通气的刺激变得非常重

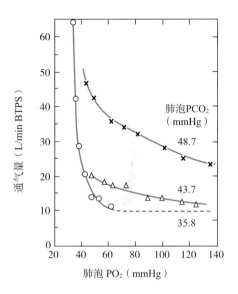

图 8-5 低氧反应曲线。如图所示，当肺泡 PCO_2 为 35.8 mmHg 时，肺泡 PO_2 降至 50 mmHg 以下时通气才可显著增加（改编自 Loeschke HH，Gertz KH. *Arch Ges Physiol*. 1958；267：460.）

要。这些患者存在慢性二氧化碳潴留，尽管脑细胞外液中 PCO_2 较高，但其 pH 接近正常水平。因此，通过增高 CO_2 刺激通气在这类患者中并无作用。此外，CO_2 增高引起的血液 pH 下降已被肾代偿，因此 pH 的变化无法通过刺激外周化学感受器达到增加通气的效应（见下文）。这种情况下，动脉低氧血症则成为刺激通气的主要手段。如果此类患者为缓解低氧血症而吸入高浓度氧，则通气可能被严重抑制。此外，一些诸如低氧性缩血管物质的释放等机制也参与其中。动脉 PCO_2 监测能较好地反映患者的通气状态。

综上所述，低氧作用于颈动脉和主动脉体化学感受器反射性地刺激通气，而中枢化学感受器无法感受低氧刺激。事实上，如果在没有外周化学感受器的情况下，低氧可抑制呼吸。然而，长时间的低氧可能会导致轻微的脑脊液酸中毒，从而刺激通气。

低氧的通气反应

- 只涉及外周化学感受器。
- 氧分压在正常范围内的下降对通气的刺激作用很小。
- 在高海拔地区及由于慢性肺病导致长期低氧血症的患者中，低氧对通气的刺激作用很重要。

对 pH 的反应

　　动脉血 pH 的下降可刺激通气。实际上，我们很难区分通气增加是由于 pH 下降导致的，还是由于伴随的 PCO_2 上升导致的。然而，动物实验可在恒定的 PCO_2 下降低 pH，从而证实低 pH 对通气的刺激。一些部分代偿的代谢性酸中毒患者（如糖尿病酮症酸中毒）存在低 pH 和低 PCO_2，表现为通气增加（图 6-7）。通气增加为 PCO_2 降低的原因。

　　正如我们所见，动脉血 pH 降低主要作用于外周化学感受器。但在血 pH 变化足够大时，H^+ 可部分通过血脑屏障，也可通过直接刺激中枢化学感受器及呼吸中枢从而增加通气。

对运动的反应

　　运动时通气量迅速增加，在剧烈运动时可能达到很高的水平。健康成年人的最大氧消耗可达 4 L/min，总通气量最高达 150 L/min，相当于静息状态下的 15 倍以上。增加的通气量与增加的氧摄取及 CO_2 排出相匹配。但目前为止，运动过程中通气量增加的原因仍不明确。

　　运动过程中，动脉 PCO_2 并不会增加；相反地，剧烈运动时，由于通气量增加程度超过了对乳酸酸中毒的代谢需求，动脉 PCO_2 通常略有下降。而动脉血 PO_2 通常轻度增高，剧烈运动时可下降。在轻中度运动过程中，动脉血 pH 保持恒定，但剧烈运动时，由于葡萄糖无氧酵解导致乳酸增高，从而造成 pH 下降。遗憾的是，到目前为止，还没有任何一个明确的机制可以解释轻中度运动期间通气量大幅度增加的原因。

其他刺激也可增加通气量。无论是在麻醉的动物中还是在清醒的受试者中，肢体的被动运动均可刺激通气，这一反射的感受器可能存在于关节或肌肉中。这一反射可解释运动初期几秒内通气量迅速增加的现象。关于通气量增加的原因，其中一种假说认为：即使动脉 PO_2 和 PCO_2 的平均水平保持不变，其波动仍可刺激外周化学感受器。这些波动可来源于周期性的呼吸运动，运动时上述波动随潮气量的增加而增加。另一个理论认为：中枢化学感受器通过某种伺服机制增加通气量，以保持动脉 PCO_2 恒定，这与恒温计保温的原理类似。不支持"运动过程中动脉 PCO_2 下降"这一观点的原因为最适 PCO_2 水平常通过某种方式不断变化。支持这一理论者认为：对吸入 CO_2 的通气反应并不能可靠地反映运动过程。

另一假说认为：运动过程中通气量一定程度上受到肺混合静脉血中额外 **CO_2 负荷**（**CO_2 load**）的调节，额外 CO_2 负荷增加，通气量增加。动物实验中，无论通过直接向静脉血注入 CO_2 或通过增加静脉回流造成 CO_2 负荷增加，均会使得通气增加。然而目前尚未发现支持这一假说的合适的感受器。

其他可能表明运动过程中通气增加的因素：运动过程中体温增加，刺激通气；大脑皮质运动区发放冲动。然而目前还没有一个理论可以合适地解释这一现象。

第 5 节　睡眠期间的通气控制

在睡眠期间，呼吸控制有几个重要的变化。首先，在睡眠状态下，原觉醒状态下自主呼吸的呼吸调控不再起作用，来自网状结构和下丘脑向延髓中枢传导的兴奋性刺激介导的呼吸觉醒驱动也不起作用。其次，机体对 PCO_2 和 PO_2 变化的通气反应降低。最后，虽然与呼吸控制没有直接关系，但睡眠期间上气道扩张肌肉（颏舌肌和腭肌）的肌张力会降低，这可能导致上气道阻塞和通气功能受损。

第 6 节　睡眠期间的异常呼吸模式

存在严重低氧血症的患者经常表现出一种显著的周期性呼吸模式，称为**潮式呼吸**（**Cheyne-Strokes respiration**）。这种呼吸模式的特征为 $10 \sim 20\ s$ 的呼吸暂停，相隔相等的时间后出现过度通气，潮气量逐渐增加，然后逐渐减弱。这种呼吸模式常出现在高海拔地区，尤其是夜间睡眠时。潮式呼吸还可见于严重的心脏病或神经系统损伤的患者中。患有严重心力衰竭的患者在运动过程中可能也会出现起伏交替的异常呼吸模式。

导致潮式呼吸出现的部分原因是反馈控制的问题，特别是 PCO_2 变化增加通气反应。这种呼吸模式的动物模型可通过延长实验动物血液从肺至大脑的距离复制出来。在这种情况下，中枢化学感受器感受通气引起的 PCO_2 变化将会大幅度地延迟，呼吸中枢为重新建立平衡，通常发放过强的冲动造成过度通气。在睡眠状态下，还会出现其他的异常呼吸模式，例如以不规律的通气为特征的共济失调性呼吸模式，及长期使用阿片类药物的患者出现不同时期的呼吸暂停。

关键概念

1. 呼吸中枢位于脑干的脑桥及延髓，起着调节呼吸节律的作用。这些呼吸中枢的传出信号在一定程度上可被大脑皮质抑制。

2. 中枢化学感受器主要位于延髓腹侧，脑毛细血管中的 CO_2 弥散进入血脑屏障引起脑脊液 pH 的改变，中枢化学感受器主要感受脑脊液中 pH 的变化。脑脊液中的碳酸氢盐浓度变化可调节 pH 及化学感受器的反应。

3. 外周化学感受器主要位于颈动脉体，感受动脉血 PO_2 的下降、PCO_2 及 H^+ 浓度的升高。当 PaO_2 大于 50 mmHg 时，外周化学感受器对 PO_2 下降引起的通气增加作用弱；此外，外周化学感受器对 CO_2 升高引起的通气增加较中枢化学感受器弱，但反应速率较快。

4. 其他肺感受器位于气道壁及肺泡壁。

5. 正常情况下，血 PCO_2 为调节通气的重要因素，最重要的调控源于中枢化学感受器。

6. 正常情况下，血 PO_2 不参与通气的调节，但在高海拔地区及慢性肺病患者中，PO_2 则成为重要的通气调节因素。

7. 运动可导致通气量大幅度增加，但其机制暂未阐明，尤其是中度运动通气量亦可大幅度增加的机制尚不明确。

临床病例解析

23 岁学生，1 天前从平原地区到达海拔 3800 m 地区的研究站（12 500 ft，大气压 480 mmHg），出发前动脉血气：pH 7.40，PCO_2 39 mmHg，PO_2 93 mmHg，HCO_3^- 23 mmol/L，Hb 150 g/L。到达研究站 8 h 后动脉血气分析：pH 7.46，PCO_2 32 mmHg，PO_2 48 mmHg，HCO_3^- 22 mmol/L。1 周后复查动脉血气：pH 7.41，PCO_2 27 mmHg，PO_2 54 mmHg，HCO_3^- 17 mmol/L，Hb 165 g/L。为达到最终实验目的，该学生行运动试验，即踏车运动，并逐渐增加运动阻力达到最大运动限度后复查动脉血

气：pH 7.30，PCO_2 22 mmHg，PO_2 40 mmHg。

- 如何解释刚从海平面到达高海拔地区研究站的动脉血气变化？
- 如何解释到达研究站 1 周后的动脉血气变化情况？
- 为什么受试者的血红蛋白浓度会升高？
- 如何解释运动试验中动脉血气变化的机制？

单选题

1. 一名既往体健的患者因心律失常导致的心脏停搏行心肺复苏，术后被收入重症监护病房。入院后，脑磁共振成像显示大脑皮质弥漫缺氧性损伤，但中脑、脑桥及延髓均未损伤。这位患者的呼吸控制会受到以下哪方面的损害？
   A. 中枢化学感受器
   B. 黑 - 伯反射
   C. 外周化学感受器
   D. 呼吸节律的产生
   E. 自主呼吸控制

2. 在动物模型中，在不影响其他呼吸肌功能的前提下监测膈肌活动。维持血压在 95/72 mmHg，当肺容积从 1.0 L 降至 0.5 L 后，膈肌收缩频率增加。观察到的呼吸频率变化是由下列哪种感受器引起的？
   A. 动脉压力感受器
   B. 支气管 C 纤维
   C. 刺激性感受器
   D. J 感受器
   E. 肺牵张感受器

3. 41 岁男性，术后恢复期。住院的第五天，出现胃溃疡导致的消化道出血，其血红蛋白浓度从 130 g/L 降至 90 g/L。他的血氧饱和度一直保持在 98%。呼吸室内空气条件下，抽取的动脉血气分析示 pH 7.39、PCO_2 41 mmHg、PO_2 85 mmHg、HCO_3^- 25 mmol/L。动脉 PO_2 与前一天相比无变化。他的胃肠道出血会导致以下哪一种情况？

A．中枢化学感受器输出下降

B．中枢化学感受器输出增加

C．J 感受器输出增加

D．外周化学感受器输出增加

E．外周化学感受器输出无变化

4．25 岁女性患者，测试评估睡眠中有无异常呼吸模式。在测试中，她持续吸入含有 3.5% CO_2 的混合气体几分钟。下图（右）显示她的每分通气量随着呼气末 CO_2 分压（动脉 PCO_2 的替代值）增加而产生的变化。下图左侧显示的是来自健康对照者的数据。根据这些数据推断，该患者呼吸控制系统的哪一部分最有可能出现了异常？

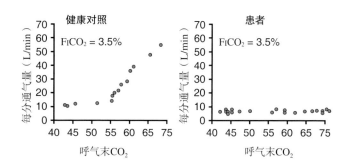

A．中枢化学感受器

B．J 感受器

C．外周化学感受器

D．呼吸调节中枢

E．肺牵张感受器

5．67 岁女性患者，诊断为慢性阻塞性肺疾病，肺功能提示

FEV_1 为 0.9 L（45% 预计值），动脉血气分析示 pH 7.35，PCO_2 55 mmHg，HCO_3^- 30 mmol/L。2 周后，该患者因胸痛至急诊就诊，当时呼吸室内空气的血氧饱和度为 85%。予以吸氧后，她的血氧饱和度上升至 100%。预计会出现以下哪种情况？

A. J 感受器输出下降

B. 血红蛋白 P_{50} 降低

C. 动脉血 PCO_2 增加

D. 肺血管阻力增加

E. 延髓腹侧呼吸群输出增加

6. 在攀登到海拔 4559 m 后，一名既往体健的男性在睡觉时出现呼吸异常。该男性的胸壁呼吸运动在连续几次呼吸后增加，然后又在几次呼吸后减少，最终出现呼吸暂停，暂停约 20 s 后，再次开始呼吸，并重复上述呼吸模式。这种情况持续了几个小时。以下哪种机制可以引起这种异常呼吸？

A. 外周化学感受器对动脉 PO_2 变化不敏感

B. 黑 - 伯反射

C. 延髓呼吸中枢的缺氧性损伤

D. 动脉 PCO_2 变化导致通气增强

E. J 感受器的刺激

7. 27 岁女性，因恶心、呕吐和多尿数天于急诊就诊。检查中发现深快呼吸。实验室检查示 HCO_3^- 为 12 mmol/L，葡萄糖为 25 mmol/L，白细胞计数为 9×10^9/L，血细胞比容为 47%。胸部 X 线片提示无明显肺部异常。据此，在该患者身上可能出现以下哪一项生理变化？

A. J 感受器输出下降

B. 血红蛋白 P_{50} 降低

C. 前包钦格复合体输出下降

D. 脑脊液 PCO_2 升高

E．外周化学感受器输出增加

8．59 岁男性，既往有高血压病史，血压控制欠佳，此次因椎动脉和基底动脉闭塞导致的脑卒中收入 ICU。患者神经系统症状体征不稳定，为气道保护予以气管插管。次日晨，在未接受镇静及神经肌肉阻滞药物治疗的情况下，患者仍无自主呼吸。动脉血气提示 PCO_2 为 40 mmHg。以下哪一脑区的缺血性损伤最有可能导致现在的呼吸异常？

A．小脑半球

B．苍白球

C．延髓

D．中脑

E．丘脑

9．59 岁中年男性，患有严重 COPD。平静未吸氧状态下采集动脉血气样本，决定是否氧疗。血气示 pH 7.35，PCO_2 53 mmHg。患者脑脊液会发生下列哪种情况？

A．氢离子浓度下降

B．PCO_2 下降

C．碳酸氢盐浓度升高

D．乳酸浓度升高

E．pH 升高

10．64 岁老年男性，曾经做过颈动脉手术治疗动脉粥样硬化，他的两侧颈动脉窦同时被切除。如果他和一群正常人去海拔超过 3000 m 的地方，他的动脉血气将会与其他人有什么不同？

A．高动脉 PCO_2

B．高动脉 pH

C．高肺泡 PO_2

D．高动脉 PO_2

E．低碳酸氢盐浓度

11．23 岁健康女性参加一个研究项目，在海平面给予其吸入不同

浓度的 CO_2 混合气体时进行测量。假如在她到达海拔 4000 m 时立即重复这个实验，你觉得她可能会产生什么变化？

A. 动脉 pH 降低

B. 外周化学感受器输出下降

C. 肺动脉压下降

D. 血清碳酸氢盐浓度增加

E. 总通气量增加

第9章
负荷状态下的呼吸系统

在运动、低压和高压状态下以及出生时气体交换如何完成

译者：陈盛松 王一民 校对：蔡 莹 黄 可 刘智博

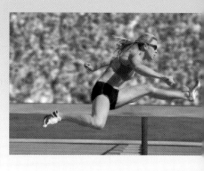

- ● **运动**
- ● **高海拔**
  - 过度通气
  - 红细胞增多症
  - 高海拔下的其他生理改变
  - 高海拔地区的永久居民
- ● **氧毒性**
  - 吸收性肺不张
- ● **航天飞行**
- ● **气压增加**
  - 气压伤
  - 减压病
  - 惰性气体麻醉
  - 氧毒性
  - 高压氧疗
- ● **大气污染**
- ● **围产期呼吸**
  - 胎盘气体交换
  - 第一次呼吸
  - 循环改变
- ● **婴儿期呼吸**
  - 力学和气流
  - 气体交换
  - 呼吸控制

静息状态下正常肺具有很大的储备能力，能够满足运动时快速增加的气体交换需求。此外，肺的表面积超过皮肤表面积的30倍，是我们与外界生存环境发生生理联系的主要器官。人类在登高或潜水时肺要承受巨大的负荷，但这一负荷远小于出生过程中肺承受的负荷。阅读本章后，读者应该能够：

- ● 描述运动过程中呼吸和血流动力学变化
- ● 概述高海拔导致的生理反应
- ● 解释吸收性肺不张的机制
- ● 识别潜水后肺并发症
- ● 描述吸入颗粒物滞留气道的机制
- ● 概述胎儿循环的主要特征并描述出生后发生的变化

第 1 节　运　动

运动时肺气体交换需求显著增加。通常普通人的氧耗量（$\dot{V}O_2$）可以由静息时的 300 ml/min 上升到 3000 ml/min（出色的运动员可以高达 6000 ml/min）。同样地，CO_2 呼出量可以由 250 ml/min 增加至 3000 ml/min。一般情况下，运动时呼吸商（R，respiratory exchange ratio）由静息时的 0.8 升高到 1.0。这一现象反映了我们在运动时更加依赖碳水化合物而非脂肪产生能量。在剧烈运动的短时间内，无氧糖酵解产生的乳酸会使更多的 CO_2 从碳酸氢盐中释放出来，此时 R 会达到更高的水平。另外，H^+ 浓度增加刺激外周化学感受器，导致通气增加，也会使得 CO_2 排出增多。

我们可以很方便地通过跑步机或健身自行车进行运动相关的研究。研究发现，随着功率（或强度）增加，氧耗量呈线性增加（图 9-1A）。但是超过一定的功率后，氧耗量不再变化，即达到最大氧耗量（$\dot{V}O_{2\,max}$）。在这个阈值以上增加功率，只能通过无氧糖酵解实现。个体无法长期维持这种工作状态。

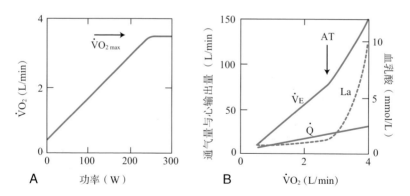

图 9-1　A．氧耗量（$\dot{V}O_2$）在达到最大值前几乎呈线性增长。B．开始时通气量和氧耗量呈线性增加关系，但当血液中乳酸（La）含量累积到一定量时，通气量增加会更快，这一折点有时被称为无氧阈或通气阈（AT）。心输出量（$\dot{Q}$）增加较通气量（$\dot{V}E$）缓慢得多

当绘制通气量与氧耗量或功率曲线时，初始阶段通气量随氧耗量的变化呈线性增加，但在高氧耗量水平下，无氧糖酵解释放的乳酸使通气刺激增加，使得通气量的增加更迅速（图 9-1B）。有时曲线的斜率会有一个明显的折点，被称为**无氧阈（anaerobic threshold）**或**通气阈（ventilation threshold）**，但这一术语目前尚有争议。未经训练的个体在相对较低的运动强度下即可产生乳酸，而训练有素的个体可以在无氧糖酵解发生前达到相对较高的运动强度。尽管乳酸酸中毒可以引起通气量增加，正如我们在第 8 章提到的，运动时通气量大幅度增加在很大程度上无法解释。中等强度运动引起的通气变化不会对动脉血中 PO_2、PCO_2、pH 造成太大影响。但是剧烈运动时，由于乳酸酸中毒的原因，经常出现 PCO_2 下降、肺泡 PO_2 上升、pH 下降。

运动时呼吸系统有很多功能会发生变化。由于运动时肺毛细血管发生募集（recruitment）和扩张（尤其是在上肺区域），使得呼吸膜弥散功能（D_M）和肺毛细血管血容量（V_c）增加，最终引起肺弥散功能增强。通常肺弥散功能可以至少提高 3 倍。正常人在中等强度运动时由于肺血流分布更均一，通气 - 血流失衡程度会得到改善。但通常情况下通气 - 血流失衡程度很轻，因此几乎不会造成影响。在大多数人中，动脉血氧饱和度通过运动可保持恒定。尽管如此，一些优秀运动员在极高强度运动时会出现动脉氧分压下降，这可能是由于肺毛细血管通过时间减少，氧合时间减少而导致弥散限制（图 3-3）。通气 - 血流失衡也起到一定作用，可能是由轻度间质性肺水肿所致。随着肺毛细血管内压力的增加，毛细血管内的液体必然会出现转移。

由于心率和每搏输出量的增加，心输出量和运动强度基本呈线性关系。但心输出量的增加仅为肺通气量增加的 1/4（L/min）。这个道理很简单，因为气体流动较血液流动容易得多。我们观察 Fick 公式，$\dot{V}O_2 = \dot{Q}\,(CaO_2 - C\bar{v}O_2)$，可以发现 VO_2 的增加既可通过心输出量增加，也可通过混合静脉血氧含量下降造成的动静脉血氧分压差的增加而实现。但是，如果观察类似的通气公式，$\dot{V}O_2 = \dot{V}_E(FiO_2 - FEO_2)$，其中吸入氧浓度和呼出氧浓度之间的差值不会发生变化，我们会发现通气量增加需更显著以达到相同的氧耗量增加。心输出量的增加与肺动脉压和肺静脉压均增加有关，这也导致肺毛细血管的募集（recruitment）和扩张，肺血管阻力也会下降。

运动时 PCO_2、H^+ 浓度和体温增加，氧解离曲线右移，这有助于氧气在肌肉组织中的释放。当血液回流到肺组织时，血液温度会下降，氧解离曲线向左回移。

在外周组织中，运动时更多的毛细血管网开放，因此缩短了氧气弥散到线粒体的距离。在动态运动，如跑步时，尽管收缩压升高，但外周血管阻力下降，这是由于心输出量显著增加而平均动脉压无显著升高。而在静态运动，如举重时，体循环动脉压会大幅升高。运动训练可以增加骨骼肌中毛细血管和线粒体的数量。

运 动

- 氧耗量随运动强度增大呈线性增加。
- 到达无氧阈或通气阈前，通气量随氧耗量增加呈线性增加，之后通气量增加更快。
- 心输出量增加不及通气量增加显著。
- 优秀运动员在高强度运动时可能出现 O_2 弥散限制，同时部分人会出现间质水肿造成的通气 - 血流失衡。

第 2 节 高 海 拔

地球表面上空的大气压随海拔增加以近似指数的形式衰减（图 9-2），大气压在海拔 5800 m（19 000 ft）的高度只有 760 mmHg

的一半，因此吸入气 PO_2 为（380 – 47）× 0.2093 = 70 mmHg（47 mmHg 是体温下水蒸气的分压）。在珠穆朗玛峰山顶（海拔8848 m，29 028 ft），吸入气 PO_2 仅为 43 mmHg。海拔 19 200 m（63 000 ft）时，大气压为 47 mmHg，因此吸入气 PO_2 为 0。

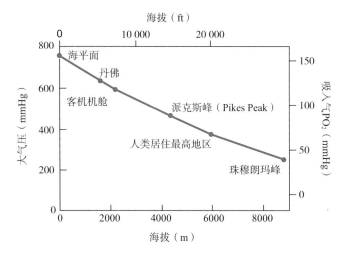

图 9-2　海拔高度与大气压的关系。请注意，吸入气氧分压在 1520 m（5000 ft，丹佛）约为 130 mmHg，而在珠穆朗玛峰峰顶只有 43 mmHg

　　尽管低氧血症与高海拔环境有关，仍有大约 1.4 亿人居住在海拔 2500 m（8000 ft）以上的地方，而且还有人在海拔 5000 m（16 400 ft）以上的安第斯山脉久居。当人们到高海拔地区时，会出现明显适应性改变。但事实上，在无明显预适应可于几秒内引起意识丧失的海拔高度上，登山运动员仍可居住数日。

过度通气

　　高海拔引起适应性改变的最重要特征是过度通气。通过探讨在珠穆朗玛峰顶峰登山者的肺泡气体公式可以更好地理解其生理意义。如果登山者肺泡 PCO_2 为 40 mmHg，呼吸商为 1，则

登山者肺泡 PO_2 应该为 [1] $43 - (40/1) = 3$ mmHg。但是通过使登山者通气量增加 5 倍，PCO_2 会降至 8 mmHg（见第 2 章第 2 节），肺泡 PO_2 可上升到 $43 - 8 = 35$ mmHg。通常来说，在海拔 4600 m（15 000 ft）地区长期居住的人 PCO_2 约 33 mmHg。

过度通气的机制是低氧刺激外周化学感受器。过度通气造成的动脉 PCO_2 下降和碱中毒会抑制这种过度通气。但 1 天左右，碳酸氢盐会移出脑脊液（CSF），因此 CSF 中 pH 部分恢复。2 ～ 3 天后，动脉血 pH 也会随肾分泌碳酸氢盐基本恢复正常。这些阻碍过度通气的因素会减弱，通气量进一步增加。另外，目前有证据表明，在适应阶段颈动脉体对低氧的敏感性增加。有趣的是，高原地区出生的人对低氧的通气应答会减弱，但在海平面居住后可得以缓慢纠正。

红细胞增多症

高原适应的另一重要特征是血液红细胞浓度的增加。血红蛋白浓度的增加会提高携氧能力，意味着尽管动脉 PO_2 和血氧饱和度下降，动脉血氧浓度可能正常或者高于正常值。例如，在海拔 4600 m（15 000 ft）的安第斯山脉的常住居民，动脉血氧分压只有 45 mmHg，对应的血氧饱和度为 81%，这种情况通常认为动脉血氧浓度是降低的，但是由于红细胞增多，血红蛋白浓度由 150 g/L 升至 198 g/L，则动脉血氧浓度为 22.4 ml/100 ml，高于海平面正常值。红细胞增多同样可以维持混合静脉血氧分压，安第斯山脉当地居民混合静脉 PO_2 只较正常值低 7 mmHg（图 9-3）。

低氧是刺激红细胞生成增多的因素，到达高海拔地区后 2 ～ 3 天，低氧可促使肾分泌促红细胞生成素，接着刺激骨髓造血活性。在这一效应起效前，血细胞比容的增加主要是因为血浆容

---

[1] 当 R=1 时，第 5 章第 11 节所示的校正因子（F）可忽略。

量的降低。红细胞增多也可见于因心肺疾病而慢性低氧的患者。

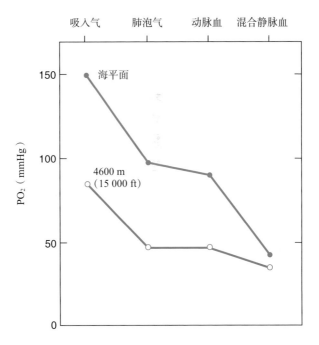

图 9-3　海平面和海拔 4600 m（15 000 ft）的居民吸入空气到混合静脉血 PO_2 值。注意尽管高原地区吸入气 PO_2 明显低于正常值，但混合静脉血 PO_2 仅低 7 mmHg（引自 Hurtado A. In：Dill DB, ed. *Handbook of Physiology*, *Adaptation to the Environment*. Washington，DC：American Physiological Society；1964.）

　　尽管高海拔刺激红细胞增多可以增加携氧能力，但同时也会增加血液黏滞度，这一变化往往有害。有些生理学家认为显著的红细胞增多有时为过度反应。

高海拔下的其他生理改变

　　在中等海拔高度时，氧解离曲线右移使得静脉血在给定的 PO_2 时可以更好地释放 O_2。曲线右移是由于呼吸性碱中毒所致的 2,3- 二磷酸甘油酸浓度的升高。更高一些的海拔地区，由于呼吸性碱中毒导致氧解离曲线发生左移，有利于肺毛细血管中血液的氧合。周围组织中**单位体积毛细血管数（number of capillaries per unit volume**）增加，同时细胞内氧化酶发生变化。由于空气稀薄，**最大呼吸能力（maximum breathing capacity**）增加，使得运动时出现显著过度通气（超过 200 L/min）。但是海拔超过 4600 m（15 000 ft）时最大氧摄取量迅速下降。

肺泡低氧可导致肺血管收缩（图 4-10），使得肺动脉压升高，右心做功增加。红细胞增多导致的血液黏滞度增加使肺动脉高压进一步加剧。长此以往可出现右心肥厚，并在心电图上出现特征性表现。这一代偿除了使血流分布更加均一，在生理上并无好处。尽管肺静脉压正常，肺动脉高压可能与肺水肿有关。其机制可能为动脉收缩不均衡和受损的毛细血管渗出。渗出液蛋白浓度高，表明毛细血管通透性增加。

初到高海拔地区的人往往会出现头痛、乏力、头晕、心悸、失眠、食欲下降、恶心等。这被称为急性高原病，与低氧和碱中毒有关。常住居民有时会发展为一种病态综合征，表现为显著的红细胞增多、乏力、运动耐力降低和严重的低氧，称为慢性高原病。

高海拔的适应性表现

- 最重要的特征是过度通气。
- 红细胞增多形成缓慢，但长期可使动脉血氧含量显著增加。
- 其他特征包括细胞内氧化酶的增加、某些组织毛细血管密度的增多。
- 高海拔下低氧性肺血管收缩没有益处。

高海拔地区的永久居民

在某些地区，尤其是中国西藏和南美安第斯山脉地区，许多人几代都居住在高海拔地区。目前已知藏族人表现出一些对高原低氧自然选择的特征。例如，与从平原到高原的人相比，原住高原的婴儿与成人的出生体重、血红蛋白浓度、动脉血氧饱和度等都有差别。近期研究表明，藏族人在基因组成上有一些差异。例如，藏族人低氧诱导因子 2α（hypoxia-inducible factor 2α，HIF-2α）基因的表达高于汉族人，而 HIF-2α 是调节很多低氧生理反应的转录因子。长期居住者有时会出现不明确的综合征，称为**慢性高山病**，其特征是明显的红细胞增多症、疲劳、运动耐力降低和严重的低氧血症。

第 3 节　氧　毒　性

通常我们需要给机体提供足够的氧气，但也有可能供给过多。如果持续数小时吸入高浓度 O_2，就可能出现肺损伤。豚鼠在大气压下持续 48 h 吸入纯氧会导致肺水肿。首先观察到的病理变化发生在肺毛细血管内皮（图 1-1）。现实中很难给患者提供很高浓度的 O_2，但有证据表明吸入纯氧 30 h 后可出现气体交换受损。正常志愿者在 1 个大气压下呼吸纯氧 24 h 后会出现深呼吸时胸骨后紧缩感，且肺活量降低 500 ~ 800 ml。这可能是由于吸入性肺不张所致（见下文）。越来越多的临床证据表明，接受有创机械通气的患者动脉血氧浓度过高可能会致使患者预后不良。

呼吸纯氧的另一危害在早产儿表现为晶状体后纤维组织增生引起的失明。其形成机制与恒温箱高 PO_2 导致血管收缩有关。如果 PO_2 保持在 140 mmHg 以下可以避免。

吸收性肺不张

　　呼吸纯氧的另一风险是吸收性肺不张。设想气道被黏液阻塞（图 9-4）。被陷闭气体总的压力接近 760 mmHg（由于肺弹性力的吸收，可能会少几个 mmHg），但尽管呼吸氧气，静脉血 PO_2 仍然相对低，因此静脉血分压的总和远小于 760 mmHg。事实上，如果心输出量保持不变，动脉和静脉血氧含量的增加应该一致，但由于氧解离曲线的形状（图 6-1），静脉血 PO_2 的增加只有 10 ~ 15 mmHg。因此，由于肺泡气氧分压远远大于静脉血氧分压，氧气很快弥散到血液而使肺泡塌陷。同时由于这些区域肺表面张力效应，使不张区域变得难以复张。

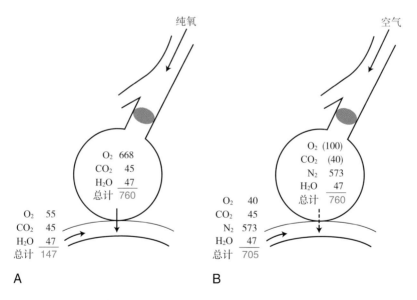

图 9-4　吸入 O_2（A）和吸入空气（B）时肺泡不张的原因不仅仅是气道阻塞。注意两种情况下，总的气体分压在混合静脉血远小于在肺泡。B 图中，由于 PO_2 和 PCO_2 随时间变化，因此用括号显示。但是，总的肺泡压仍保持在 760 mmHg 左右

吸收性肺不张也可发生于呼吸空气的阻塞区域，但过程较为缓慢。图 9-4B 显示静脉分压总和小于 760 mmHg，因为 PO_2 从动脉到静脉的下降远大于 PCO_2 的升高（这反映了 CO_2 解离曲线的斜率比氧解离曲线的更陡，见图 6-6）。由于肺泡总的气压接近 760 mmHg，吸收是不可避免的。事实上，在吸收过程中肺泡分压的变化是比较复杂的，但是塌陷的速率可以被吸收 N_2 的速率限制。由于 N_2 可溶性低，它的作用类似"夹板"，支撑着肺泡减慢塌陷，即使相当低浓度的 N_2 也可以发挥夹板效应。但是，给予高浓度氧疗的患者出现术后肺不张是常见并发症。塌陷倾向于发生在肺底，因为此处肺扩张程度较差（图 7-8），或小气道处于关闭状态（图 7-9）。这与气胸或皮下气肿时气体逐渐吸收的机制类似。

第 4 节   航天飞行

失重会导致一系列的生理变化，也会影响到肺。尽管通气、血流存在一些由于非重力因素所致的不均一，通气、血流分布会变得更均匀，同时气体交换相应得到一定改善（图 5-8、图 5-10）。由于失去沉积作用，吸入性气溶胶的沉积发生改变。另外由于血液不在下肢积聚，胸腔内血流增加，这会增加肺毛细血管容积和弥散功能。返回地球时会发生体位性低血压，被称为**心血管失衡（cardiovascular deconditioning）**。废用可导致骨质脱钙、肌肉萎缩。同样红细胞计数会轻微下降。在开始飞行的几天，太空病可能会是比较严重问题。

第 5 节   气压增加

潜水时，每下降 10 m（33 ft），压力即增加一个大气压。由于高气压限制了胸廓的扩张并压迫了肺，因此潜水时用一个通向水面的长管呼吸是非常困难和危险的。同时，肺毛细血管的压力增加导致肺水肿。水下呼吸器为这些挑战提供了解决方案，并允许人们长时间停留在极深的深度，但也带来了风险。

气压伤

通过从氧气罐中以更高的压力呼吸空气，水肺潜水员可以防止在深水时肺部受压。根据波义耳定律，随着返回地面，大气压降低，肺泡腔中的气体将膨胀。出于这个原因，水肺潜水员必须在上升时呼气，以防止过度充气和可能的肺部破裂。这被称为气压伤，可表现为纵隔气肿或气胸。其他气腔，如中耳或颅内窦，如果不能与外界相通，也可能受到压迫或过度扩张。

减压病

潜水时，N_2 分压升高使得这一低溶性气体可溶于组织。尤其在肥胖人群，N_2 的可溶性相对较高。但是脂肪组织的血供稀少，血液携带的 N_2 亦很少。另外由于 N_2 可溶性低，气体弥散也较慢。因此，组织和环境中的 N_2 达到平衡需要数小时。

上升时，N_2 从组织中缓慢释放。如果压力减小过快，将形成气态 N_2 小泡，类似开香槟时释放 CO_2 气泡一样。少量气泡可能不产生病理生理紊乱，但产生大量气泡且随着上升气泡体积增大会导致疼痛，尤其位于关节处（"屈肢症"或"弯痛"）。在严重情况下，可能会出现呼吸系统异常，如胸痛和呼吸困难，以及神经系统紊乱，包括耳聋、视力受损，甚至中枢神经系统气体栓塞阻碍血流流动导致瘫痪。

减压病的治疗方法是复压。复压可以减小气泡的容积并强制其溶解，通常可以显著缓解症状。预防措施是缓慢逐级减压。基于理论和实践基础的时间表可以指导潜水员以何种速度上潜以将风险降至最低。快速深潜水可能需要数小时逐渐减压。目前认为上升时气泡形成很普遍，因此，复压时间表的目的在于防止气泡产生过大。

在潜水时吸入氦氧混合气可以减少深潜水后出现减压病的可能性。氦气的可溶性为氮气的一半，因此溶解在组织中的会更少。而且，氦气的分子量为氮气的1/7，因此可以更快地从组织中分离出来（图3-1）。这些因素都可以降低减压病的风险。潜水员吸入氦氧混合气的另一优势在于它密度低，可以降低呼吸做功。由于氧中毒的原因，以纯氧和高浓度氧作为混合气体不可取（见下文）。

减压病

- 由深潜水上升过程中 N_2 气泡形成导致。
- 可以导致疼痛（"屈肢症"或"弯痛"）和神经系统损害。
- 通过缓慢逐级上升可以预防。
- 可在舱内通过复压进行治疗。
- 吸入氦氧混合气可以降低发生率。

深水区（例如管道）工作的潜水者有时采取饱和潜水。他们不在水下时，会在供应船的一个高压箱内住几天，也就是说他们这段时间不回到正常大气压，并通过这种方式避免减压病。但是在高压后期，他们可能需要数小时才能安全复压。

惰性气体麻醉

尽管认为 N_2 是生理性惰性气体，但是高氮分压也会影响中枢神经系统。在 50 m（160 ft）深水处会使人产生兴奋的感觉（就像喝了一两杯酒），有些潜水员会把他们的吸嘴给鱼戴上。在压力更高处会导致失去平衡，最终导致昏迷。上述机制尚不完全明确，可能和氮气与大多数麻醉剂类似的高脂 - 水溶解性差异有关。其他气体，包括氦和氢都可以用于更深处的潜水而不出现麻醉效应。

氧毒性

早期我们观察到 1 个大气压下吸入纯氧会造成肺损伤。当 $PO_2 > 760$ mmHg 时，氧中毒的另一危害是刺激中枢神经系统，导致抽搐。恶心、耳鸣、面部抽动可能是抽搐的前兆。

抽搐发生的概率取决于吸入气的 PO_2、暴露持续时间，且运动时发生风险增加。在 4 个大气压 PO_2 下，30 min 之内就会发生抽搐。随着潜水深度增加，氧浓度应逐渐下降以避免氧中毒，最终吸入气 PO_2 可能不到正常的 1%。为避免发生抽搐，业余潜水员不应该只在瓶中加入氧气。但是由于带有 CO_2 吸纳器的密闭呼吸环路不会产生气泡，军事浅层潜水有时需要纯氧。高氧对中枢神经系统影响的生化基础并不完全清楚，可能与某些酶的失活有关，尤其是巯基脱氢酶。

高压氧疗

将氧分压提高到相当高的水平在某些情况具有一定临床意义。在严重的 CO 中毒时多数血红蛋白与 CO 结合而失去携氧能力，高压氧舱吸入氧分压提高至 3 个大气压，动脉血的可溶性 O_2 可以升至 6 ml/100 ml（图 6-1），从而满足组织需求。少数情况下可以采取这种方法治疗重度贫血。

在高压纯氧环境中，火源和易爆物是严重的威胁。因此，高压氧是通过面罩给予，而舱内本身充满空气。

第 6 节　大气污染

由于机动车数量的增加及工业的迅速发展，大气污染问题在很多国家日益突出，主要的污染源为各种氮氧化物、硫氧化物、臭氧、一氧化碳、各种碳氢化合物和颗粒物。其中，氮氧化物、碳氢化合物、CO 大多数由内燃机产生，硫氧化物主要来自矿物燃料发电站，而臭氧主要是通过阳光对氮氧化物和碳氢化合物的作用在大气层中形成的。温度逆增使空气污染物的浓度增加，污染气体无法正常地逸出热空气表面而排向上层大气层。

氮氧化物导致上呼吸道炎症和眼部刺激，是黄色烟雾的主要成分。硫氧化物和臭氧同样也会引起支气管炎症，高浓度的臭氧可以导致肺水肿。CO 的危害在于结合血红蛋白，环化碳氢化合物有致癌倾向。这两种污染物在烟草烟雾中的浓度均远远高于其他大气污染物。有证据表明某些污染物之间具有协同作用，即联合作用超过单一作用的总和。

许多污染物以气溶胶的形式存在，即以极微小的颗粒悬浮于空气中。当吸入气溶胶时，沉积部位取决于颗粒大小。大分子颗粒因在鼻腔和咽部撞击而被清除。因为由于惯性，这些大分子不能在鼻咽腔结构中快速转弯，从而在黏膜处撞击并停留。中分子颗粒进入小气道，并随重力沉积于某一部位，被称作**沉积作用**（**sedimentation**），尤易发生在气道截面积显著增加而气流突然减速时（图 1-5）。因此，中分子在终末细支气管和呼吸性细支气管中沉积最明显，煤肺病患者肺部这一区域的粉尘沉积也最严重。最小分子颗粒（直径 < 0.1 μm）可以到达肺泡，并弥散沉积至肺泡壁。很多小分子并不沉积，而是随着下一次呼气呼出。

大多数颗粒一旦沉积可被各种清除机制清除。沉积在支气管壁的分子随分泌的黏液被纤毛清除，最终被吞咽或者咳出。这有时也被称为黏液纤毛清除途径。但是吸入刺激性物质，如吸烟可引起纤毛运动丧失。沉积于肺泡的颗粒主要被巨噬细胞吞噬，由血液或淋巴管带走。

第 7 节　围产期呼吸

胎盘气体交换

胎儿通过胎盘进行气体交换。胎儿肺循环不同于成人肺循环，它与胎儿周围组织循环呈并联关系（图 9-5），而成人肺循环与体循环呈串联关系。孕产妇的血液由子宫动脉流入胎盘，并分出绒毛血管窦，类似于成人肺泡的功能。主动脉分出的胎儿动脉供应伸入绒毛间隙的毛细血管袢。气体交换发生在血 - 血屏障，其厚度大约 3.5 μm。

这种气体交换与成人相比效率很低，孕产妇血液在绒毛窦肆意旋流，因此这些血液间隙 PO_2 可能变化很大。与之相比，充盈的肺泡中气体可以迅速进行气体交换。这导致胎儿血液离开胎盘时 PO_2 只有 30 mmHg（图 9-5）。

这一血液与胎儿组织汇集的静脉血混合并通过下腔静脉汇入右心房。由于左右房分流，大多数血液经卵圆孔直接流入左心房，并通过升主动脉分布至大脑和心。未经氧合的血液再次经上腔静脉进入右心房并流经右心室，但只有很少的一部分到达肺，大多数通过动脉导管分流至主动脉。这一复杂分布的结果是氧合最好的部分血液到达心和大脑，肺只占心输出量的 15%，降主动脉的动脉 PO_2 仅有 22 mmHg。尽管 PO_2 非常低，胎儿的血液仍能携带足够的氧气以支持其发育，因为胎儿有一种特殊形式的血红蛋白，即血红蛋白 F，对氧气有很高的亲和力。

综上所述，胎儿与成人循环最重要的三点区别在于：

1. 胎盘循环与组织循环并联，而在成人中肺与体循环形成串联。

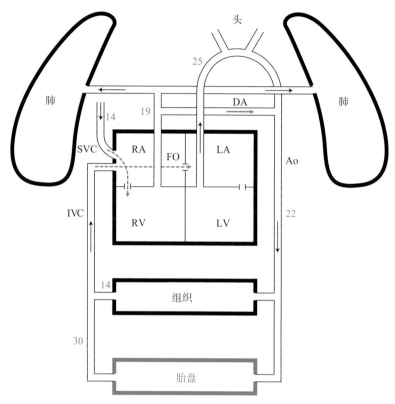

图 9-5 胎儿血液循环。数字单位为 mmHg，显示血液中 PO_2。详见正文内容
Ao，主动脉；DA，动脉导管；FO，卵圆孔；IVC，下腔静脉；LA，左心房；LV，左心室；
RA，右心房；RV，右心室；SVC，上腔静脉

2. 肺动脉的大部分血液从动脉导管分流至降主动脉。
3. 右心房分流是指胎盘氧合的血液优先通过卵圆孔进入左
   心房，并通过升主动脉流至大脑。

第一次呼吸

婴儿降临到世界的那一刻可能是这一生最大的灾难。婴儿
突然接受外界的各种刺激；同时生产过程受到胎盘气体交换的

影响，会出现低氧和高碳酸血症；出生时化学感受器的敏感性急剧上升，尽管其机制尚不明确。基于这些变化，婴儿完成了第一次呼吸。

胎儿肺并不是塌陷的，但 40% 的肺总量被液体占据。这种液体在胎儿期由肺泡细胞持续分泌且 pH 偏低。其中一部分在通过产道时被挤出，剩下的部分在肺膨胀中发挥作用。当气体进入肺时，需要克服强大的表面张力。由于曲面直径越大，压力越小（图 7-4），目前认为预先膨胀可以降低所需的压力。不管怎样，在气体进入肺之前第一次呼吸时胸膜腔内压会下降至 $-40\,cmH_2O$，峰压会在前几次呼吸时下降至 $-100\,cmH_2O$。这一压力的瞬间变化部分决定于肺液和空气黏度的差别。出生之前一段时间内胎儿在子宫内表现为浅快的呼吸。

最初肺的膨胀不均一，但是胎儿后期形成的肺表面活性物质可以稳定张开的肺泡，肺液则被淋巴管和毛细血管重吸收。在较短的时间内，功能残气量就可以达到正常值，并建立足够的气体交换面积。但是达到均一的通气则需要数天。

循环改变

肺血管阻力在数次呼吸之后会显著下降。胎儿期肺动脉通过动脉导管暴露于整个体循环，肺血管壁为肌纤维的，因此肺循环阻力对低氧、酸中毒、5- 羟色胺等血管收缩因子和乙酰胆碱等血管舒张因子很敏感。多种因素导致出生时肺血管阻力的下降，包括肺泡 PO_2 的急剧上升解除缺氧性血管收缩，以及肺容积扩张增大肺泡外血管床等（图 4-2）。

肺血流量的增加导致左房压力升高，并导致卵圆孔迅速关闭，类似脐带循环中脐动脉的关闭使主动脉压力增高，同样导致左房压力增高。另外，右房压力随着脐动脉闭锁下降，由于 PO_2 上升直接作用于平滑肌，动脉导管数分钟后开始收缩。同时，局部及全身前列腺素水平的下降会加重这种收缩。很快由于肺循环阻力的下降，动脉导管的血流逆转。非甾体抗炎药可抑制前列腺素的合成，并在出生后促进导管闭合。在极少数情况下，前列腺素会在临床中被用于某些先天性心脏病的患儿以保持导管开放。

出生及出生后早期的改变

- 婴儿需要努力以进行第一次呼吸。
- 肺血管阻力下降。
- 动脉导管闭合及卵圆孔关闭。
- 肺液通过淋巴管及毛细血管重吸收。

第 8 节　婴儿期呼吸

即使在完成上述关键变化之后，婴儿的呼吸系统仍与成人的呼吸系统有重要的不同。这种不同带来了持续的挑战，尤其是在应激状态下。

力学和气流

由于婴儿胸壁顺应性高，其 FRC 低于成人。而肋骨也比成人更平，限制了吸气时胸腔容积的增加。婴儿膈肌位置较高且冠状面上有更高点向上凸起，因此附着区域更小，这一现象也限制了胸腔容积的变化。婴儿呼吸肌肉量相对较少及抗疲劳纤维较少，从而限制其在应激期间承受高负荷工作的能力。气道直径很小，因此，引起气道管径变窄的黏液或黏膜水肿等问题对气道阻力有显著影响。

气体交换

人的肺泡直到出生多年后才得以发育成熟。由于婴儿 FRC 低，代谢率高，在通气减少时肺泡 PO_2 大幅减少，故婴儿在呼吸受损的情况下容易迅速发展为低氧血症。

呼吸控制

呼吸通气控制系统的发育在妊娠早期就已开始，但在出生时尚不成熟。新生儿对 PCO_2 变化的通气反应降低，对低氧血症的双相通气反应降低；年龄较大的婴儿和成人的通气量会持续增加，而新生儿会经历短暂的通气量增加，然后恢复到基线，或在某些情况下，通气量降低。早产儿可能会呼吸暂停。成人对低氧血症的反应模式在出生后 2 周左右出现。

关键概念

1. 运动显著增加氧摄取和二氧化碳排出。氧耗量与工作速率在达到最大氧耗量前呈线性关系。通气量可显著增加，但心输出量增加不多。
2. 适应高海拔环境最重要的特征是过度通气，导致极高海拔时出现很低的 PCO_2。红细胞增多症使血氧含量增加，但形成较慢。其他适应包括氧化酶的改变和部分组织毛细血管密度的增加。
3. 气道阻塞的患者吸氧浓度过高容易导致肺不张。肺不张也可以在呼吸空气时发生，但发展很慢。
4. 在水肺潜水后，由于血液中 N_2 气泡的形成，会出现减压病。会引起关节疼痛（"弯痛"）和中枢神经系统效应。预防主要通过缓慢上升，治疗主要通过复压实现。

5. 大气污染通常以气溶胶的形式存在，由于颗粒大小不同通过积聚、沉降或弥散等形式沉积于肺。它们会被黏液纤毛运动或肺泡巨噬细胞清除。

6. 胎儿内环境为低氧的，降主动脉 PO_2 小于 25 mmHg，胎盘到肺气体交换的改变导致循环的巨大变化，包括肺血管阻力的显著下降和动脉导管、卵圆孔的关闭。胎儿与成人呼吸系统的重大差异在出生后即可发现，在应激状态下这种差异带来的挑战更大。

临床病例解析

对一名 25 岁自行车运动员的一次训练进行功能测试。在脚踏板上安装测力计，逐步增加该运动员的运动强度，直到运动员精疲力尽为止，测试监测他的通气量、氧耗量、二氧化碳清除量、动脉血氧饱和度（通过脉搏血氧仪）和肺动脉收缩压（通过超声心动图），结果如下表显示。

变量	静息	轻度运动	最大量运动
氧耗量（ml/min）	250	2000	4000
CO_2 输出量（ml/min）	200	1950	4500
通气量（L/min）	6	60	150
血压（mmHg）	110/70	180/75	230/80
肺动脉压（mmHg）	25	28	35
动脉 PO_2（mmHg）	90	90	89
动脉 PCO_2（mmHg）	40	39	31
pH	7.4	7.39	7.10

下图展示了不同运动强度下氧摄取量与通气量的不同。

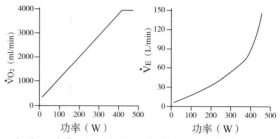

- 为什么在运动后期最大氧耗量达到平台?
- 如何解释测试中通气量变化的现象?
- 在运动后期肺泡 - 动脉氧分压差的变化原因是什么?
- 如何解释运动测试过程中内环境酸碱状态的变化?

单选题

1. 一位既往体健、久坐的女性在海平面水平接受心肺运动试验,以评估劳力性呼吸困难加重的原因。下表显示了试验前静息时和最大量运动时获得的数据。哪一个变量显示患者对逐渐加大的运动量的异常反应模式?

变量	静息	最大量运动
血压（mmHg）	110/78	170/105
心率（次 / 分）	90	180
动脉 PCO_2（mmHg）	40	33
动脉 PO_2（mmHg）	90	60
通气量（L/min）	8	140

A. 动脉 PCO_2

B. 动脉 PO_2

C. 血压

D. 心率

E. 通气量

2. 新生儿出生后数天的呼吸功增加。心脏听诊闻及心脏杂音，超声心动图显示动脉导管中存在血流。如果没有其他先天性心脏缺陷，以下哪种缺陷可能在该婴儿身上被发现？

A. 肺循环血流量减少

B. 动脉 PCO_2 增加

C. 肺血管阻力增加

D. 左心房扩张

E. 卵圆孔未闭

3. 一位 40 岁感染性休克患者，接受有创机械通气，吸入氧分数为 1.0。如果黏液栓完全阻塞右中叶开口，可能会发生以下哪种情况？

A. 右中叶肺不张

B. 动脉 PCO_2 增加

C. 右中叶血流量增加

D. 右中叶通气 - 血流比增加

E. 右侧气胸

4. 以下哪项正确描述了胎儿循环中血流的正常路径？

A. 主动脉 → 动脉导管 → 肺动脉

B. 主动脉 → 组织毛细血管 → 胎盘

C. 左心室 → 卵圆孔 → 右心室

D. 胎盘 → 组织毛细血管 → 下腔静脉

E. 右心房 → 卵圆孔 → 左心房

5. 为完成前往国际空间站的任务，一名宇航员在火箭发射时处于坐姿。当飞船离开地球大气层并从 1 G 过渡到 0 G 时，预计会发生以下哪种情况？

A. 流向肺尖的血流减少

B．中等大小的颗粒在终末细支气管沉积减少

C．胸腔血容量减少

D．肺尖通气减少

E．肺尖通气 - 血流比增加

6．一位 45 岁男性患者，因火灾而受伤，在 3 个大气压的高压舱中治疗。由于精神状态改变和吸入性损伤，患者行气管插管并行机械通气治疗，F_IO_2 为 0.5。在进入高压舱 60 min 后，患者出现嘴唇抽搐，随后出现 1 min 的全身性癫痫发作。以下哪一项最有可能导致该不良事件？

A．脑动脉气体栓塞

B．一氧化碳分压升高

C．氮分压升高

D．氧分压升高

E．氮气气泡的形成

7．下图展示了健康人在心肺运动测试期间每分通气量的变化。与 A 阶段相比，B 阶段每分通气量的上升率与下列哪项有关？

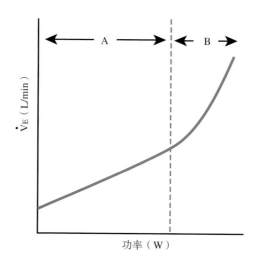

功率（W）

   A．支气管扩张

   B．动脉 PCO_2 降低

   C．动脉 PO_2 升高

   D．血清乳酸浓度升高

   E．血红蛋白氧解离曲线右移

8. 一位 45 岁男性在夏威夷度假期间进行潜水运动。由于担心潜水设备中的氧气即将耗尽，他快速浮上水面。几个小时后，他开始出现膝关节和肘关节的严重疼痛、瘙痒，而后出现严重呼吸困难、听力和视觉障碍。下列哪一项机制最可能解释这些症状？

   A．气态氮气泡

   B．深潜时二氧化碳分压过高

   C．深潜时氧分压过高

   D．上浮过程中不能呼气

   E．中耳和鼻窦压迫

9. 为完成研究项目，一名 23 岁的女性从海平面上升到海拔 4559 m 处。在到达山顶后不久以及第 5 天早上，均采集动脉血样。如果她在逗留期间保持健康，与抵达后立即采样相比，预计第 5 天血气会出现以下哪种变化？

   A．动脉 PCO_2 降低

   B．动脉 PO_2 降低

   C．碱剩余增加

   D．pH 增加

   E．血清碳酸氢盐浓度升高

10. 一位 48 岁女性在海平面进行心肺运动试验，试验为蹬车达到她的最大量运动，而后在海拔 5400 m 处再次进行试验。静息和最大量运动时的动脉血氧分压（mmHg）如下表所示：

试验地点	静息	最大量运动
海平面	90	90
海拔 5400 m	50	38

下列哪一项机制能够解释其动脉血氧分压变化?

A. 无效腔分数下降

B. 血红蛋白浓度下降

C. 低通气

D. 分流率增加

E. 红细胞通过毛细血管的时间缩短

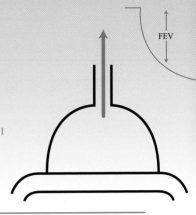

第 10 章
肺功能检查

呼吸生理如何应用于肺功能测定 [1]

译者：白 宇 耿 爽
校对：耿 爽 黄 絮

本章为最后一章，主要内容为肺功能检查，是将呼吸生理应用于临床的典型范例。首先，我们会介绍用力呼气容积，一个简单而实用的指标。接下来的几节内容包括通气与血流、血气、呼吸力学、通气控制和运动测定。通过理解第 1 章到第 9 章中涵盖的呼吸生理学原理，读者可以理解本章讨论的检测细节及实用性。阅读本章后，读者应该能够：

- 描述肺功能测定的用途
- 使用 FEV_1、FVC 和流量 - 容积环来区分阻塞性和限制性疾病
- 描述评估通气 - 血流失衡的不同方法
- 使用肺泡 - 动脉 PO_2 差来确定低氧血症的原因
- 概述评估肺顺应性、气道阻力和闭合容积的方法
- 描述心肺运动测定在评估慢性呼吸困难患者中的作用

---

[1] 本章仅对肺功能检查进行简要介绍，更多详情请参阅 West JB，Luks AM，*West's Pulmonary Pathophysiology：The Essentials*. 9th ed. Wolters Kluwer；2018.

第 1 节　肺功能检查的应用

肺功能检查常用于评估慢性呼吸困难，并提供有关患者生理学异常的本质信息，可用于指导疾病的诊断评估及管理。它们还可用于评估对治疗的反应、监测疾病进展、评估外科手术（例如肺切除术）的耐受性，以及评估残疾程度来进行保险和劳工赔偿。最后，它们还可以作为研究的一部分或流行病学调查，以评估工业危害或记录社区中疾病的流行情况。

在以诊断为目的时，这些检查的主要作用是评估慢性呼吸系统问题，而非急性呼吸系统损害。但动脉血气是一个重要的例外，与胸部影像、超声心动图和心电图一起，它们在评估急性呼吸困难或低氧血症中起着关键作用。

虽然肺功能检查是有价值的诊断工具，但以恰当的观点看待其作用也是很重要的。这些检查虽然提供了特定患者的主要生理问题信息，为疾病的进一步评估指明了方向，但却很少能提供明确的诊断。例如，检查结果可能提示患者存在气流阻塞或顺应性降低，但需要其他临床和放射学资料来确定生理紊乱的原因。这些问题在 *West's Pulmonary Pathophysiology*（第 9 版）中有进一步的讨论。

下列检查中的复杂部分仅能在设备完善的肺功能实验室进行，而其他一些简单检查，如肺量测定，则可以在门诊进行。

第 2 节　通　气

用力呼气

如第 7 章（图 7-19）所述，用力呼气动作或肺量计，提供对用力呼气容积（FEV）和用力肺活量（FVC）的测量。这些参数有助于识别患者原发性生理异常。FVC 可在肺容积曲线的最高点或最低点减小（图 10-1）。对于**限制性**肺疾病，由于肺或胸壁顺应性下降或吸气肌肉力量减弱，吸气受限。在**阻塞性**肺疾病，肺总量异常增大，但呼气过早地结束。这种现象的原因是气道的过早陷闭，例如哮喘时气道平滑肌张力的增加，或肺气肿时肺实质周围的径向牵引力消失。其他原因还包括支气管壁水肿或气道分泌物。

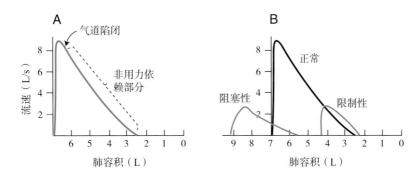

图 10-1　记录在最大吸气后用力呼气期间流速相对于容积的变化而得到的流量 - 容积曲线。图示为绝对肺容积，该容积不能从一次呼气测得。详见正文

　　在气道阻力增加或肺弹性回缩力下降时，FEV_1（或 $FEF_{25\%\sim75\%}$）降低。它与呼气努力程度无关。原因是前文讨论过的气道动态陷闭（图 7-18）。这个机制解释了为什么流速与陷闭点下游气道阻力无关，而由肺弹性回缩力和陷闭点上游气道阻力决定。至少在早期，陷闭点多半位于大气道。因此，气道阻力的增加和肺弹性回缩力下降是 FEV_1 降低的重要因素，例如肺气肿或者哮喘。

　　两个变量的比值（FEV_1/FVC）也被计算并用于诊断。在气流阻塞性而非限制性疾病的患者中可以看到该比值的降低。正常的下限值依据检查说明的参考有所不同。

　　除了这些变量之外，肺量计的测定还提供了另一个有用的信息，即**流量 - 容积曲线**（图 7-16）。图 10-1 提示我们，在呼出

一小口气后，流速由于气道陷闭而受限，并由肺弹性回缩力和陷闭点上游的气道阻力所决定。在**限制性肺疾病**，肺总量和最大呼气流速均减低。然而，如果流速与绝对肺容积相关（即包括残气量，其不能由一次呼气测定），在呼气的后段，流速往往异常增高（图 10-1B）。这是因为肺弹性回缩力和径向牵引力的增加保持了气道的打开状态。与此相反，在**阻塞性肺疾病**，相对于肺容积来说，流速很低，在最大呼气峰流速后经常可以看到一个勺状凹陷。

有时在吸入短效支气管扩张剂之前和之后都进行肺量计测定。给药前后 FEV_1 和 FVC 的变化有助于进一步了解个体的气道功能。

肺容积

前文（图 2-2 至图 2-4）已讨论过通过肺量计测定肺容积和通过氦稀释法或体描箱测定功能残气量（functional residual capacity，FRC）的内容。

FRC 也可以通过让受试者呼吸数分钟的纯氧从而将所有的氮气（N_2）冲洗出肺的方法来测定。假设肺容积为 V_1，呼吸大于 7 min 所呼出气体的总量为 V_2，N_2 的浓度为 C_2。我们知道在 N_2 被冲洗之前其肺内的浓度为 80%，那么我们可以通过口唇 N_2 检测仪收集呼气末气体，测定肺内所残留 N_2 的浓度，这个浓度设为 C_3。假设 N_2 的量没有净变化，我们可以写为 $V_1 \times 380 = (V_1 \times C_3) + (V_2 \times C_2)$。这样，$V_1$ 即可被推导出来。这种方法的缺点是，在大于 7 min 的呼吸中，气体中收集到的 N_2 浓度很低，其测定的误差即便很小也会放大成为计算肺容积时的错误。并且，有些被冲洗出来的 N_2 来源于机体组织，这个因素也必须被考虑到。这种方法如氦稀释法一样，仅能测定通气的肺容积。然而就如我们在图 2-4 中讨论过的，体描箱的方法包括了闭合气道远端的气体。

解剖无效腔的测定可以遵循前文的 Fowler 法（图 2-6）。

第 3 节　弥　散

一口气法测定 CO 弥散功能的相关内容见第 3 章第 5 节。O_2 的弥散功能很难测定，目前仅用于试验研究。

第 4 节　血　流

总肺血流的测定方法遵循第 4 章第 4 节介绍的 Fick 定律和指示剂稀释法。

第 5 节　通气 - 血流关系

通气与血流的区域分布

可以通过放射性氙测定通气和血流的分布差异，见前文（图 2-7 和图 4-7）。

通气的不均一性

通气的不均一性可以由一口气法或重复呼吸法测定。**一口气法**与 Fowler 法测定解剖无效腔的方式非常相似（图 2-6）。如图所示，如果在呼吸一口 O_2 后测定口唇部 N_2 的浓度，那么呼出肺泡气中的 N_2 浓度是均一的，产生一个类似的"肺泡平台"。这反映吸入 O_2 时肺泡气体的稀释程度是均一的。而与此相反，在肺疾病患者，呼气相中肺泡 N_2 浓度会持续升高。这是由吸入 O_2 后

肺泡 N_2 稀释的不均一造成的。

　　N_2 浓度上升的原因是，在后期由于时间常数长，通气不良的肺泡（这些肺泡中 N_2 被稀释得最少）排空最慢（图 7-2 和图 10-4）。实际上，常常以呼出容积为 750 ~ 1250 ml 时 N_2 百分浓度的变化值作为通气不均一的指标。这是一个简单、快速而有效的检测方法。

　　如图 10-2 所示，**重复呼吸法**是基于被冲洗出的 N_2 的比率。连接受试者到一个 100% 的 O_2 源上，口唇连接一个快反应的 N_2 检测仪。如果肺通气是均一的，那么 N_2 浓度随每次呼吸以相似的**比例**降低。例如，假设潮气量（除外无效腔）等同于 FRC，在每次呼吸后 N_2 的浓度降低 1/2。一般来说，N_2 浓度为 FRC/ [FRC + (V_T − V_D)] 乘以前次呼吸的浓度，其中 V_T 代表潮气量，而 V_D 代表解剖无效腔。如果将肺视为一个单一的均匀的通气隔间，由于每次呼吸 N_2 均以相同的比例减低，那么 N_2 浓度相对于呼吸次数的对数曲线将是一条直线（图 10-2）。这与健康人的生理状态很接近。

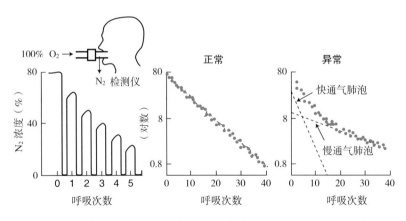

图 10-2　受试者呼吸 100% O_2 后 N_2 的冲洗过程。在正常肺，N_2 浓度相对于呼吸次数在半对数图上所连成的点是一条直线，但在通气不均一时却是非直线

然而在肺疾病患者，因为不同的肺单位以不同的比例稀释 N_2，非均一通气导致一条曲线。因此，快通气肺泡导致 N_2 的快速降低，而慢通气肺泡则需要相对长的 N_2 冲洗时间，即曲线长长的尾部（图 10-2）。

通气 - 血流比失衡

Riley 曾介绍过评价病肺通气 - 血流失衡的一种方法。这种方法需要测定动脉和呼出气的 PO_2 和 PCO_2（原理见第 5 章）。实际上，如果同时收集患者的呼出气和动脉血，可以计算出通气 - 血流失衡的很多指标。

其中的一种比较实用的检测方法是**肺泡 - 动脉 PO_2 差**。我们可以从图 5-11 中看到，由于正常肺的气体交换存在区域性差别，这是如何产生的。图 10-3 是一个 O_2-CO_2 图，让我们进一步推演这个产生过程。首先，假定没有通气 - 血流失衡的存在，所有的肺单位由通气 - 血流线上的单个点（i）表示。这可以理解为一个"理想"点。随着通气 - 血流失衡的产生，肺单位开始从 i 向 $\bar{v}$（低通气 - 血流比）和 I（高通气 - 血流比）延伸（对比图 5-7）。$\bar{v}$ 上面的横线代表混合静脉血。此时，混合毛细血管血（a）和混合肺泡气（A）也从 i 分出。并且它们的路径也是从 i 到 $\bar{v}$ 或从 i 到 I，这代表了一个恒定的呼吸商（CO_2 产量 /O_2 摄取），而呼吸商由组织代谢决定[1]。

A 到 a 点的水平距离代表了（混合）**肺泡 - 动脉 PO_2 差**。实际上，只有在通气基本均一而血流不均一时才容易被测出，因为只有在这种情况下才能获得一份混合肺泡气的代表性样本。肺栓塞就是典型的例子。更常见的是，计算理想肺泡气和动脉血之间

---

[1] 在这个简化的描述里，有些细节被省略了。例如，在通气 - 血流失衡时，混合静脉点会改变。

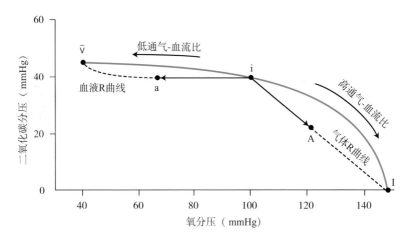

图 10-3 O_2-CO_2 图显示理想点（i），即假设无通气 - 血流失衡时肺泡气和毛细血管末梢血的组成。在失衡发生时，动脉（a）和肺泡（A）点从它们各自的 R（呼吸商）线分离。混合肺泡 - 动脉 PO_2 差是这些点之间的水平距离

的 PCO_2 差，即（**理想**）**肺泡 - 动脉 PO_2 差**。理想肺泡 PO_2 可以通过肺泡气体公式计算，该公式将任一肺单位的 PO_2 与吸入气的组成、呼吸商和肺单位的 PCO_2 相联系。在理想肺泡中，PCO_2 值被看作是与动脉血中的类似，因为沿 i 点移动的线几乎是水平的。需要注意，肺泡 - 动脉 PO_2 差是由 i 到 v̄ 之间的那些低通气 - 血流比的肺单位产生的。在计算理想肺泡 PO_2 时，需要知道实际吸入的 PO_2，但有时这是很困难的，例如患者在接受鼻氧管或其他一些氧气输送装置吸氧时。但若患者呼吸周围空气或通过机械通气接受氧气，那么实际吸入的 PO_2 较易获得。

　　另外两个通气 - 血流失衡指标是推演出来的。一个是**生理分流**（也被称为**静脉混合**）。我们假设混合静脉血（v̄）与理想血液（i）的叠加造成了动脉点（a）从理想点（i）的左移（例如低氧血症时）。这并不如它一眼看起来那么难以想象，因为从极低通气 - 血流比单位流出的血液与混合静脉血构成基本相似（图 5-6 和图 5-7）。在实践中，具体分流方程（图 5-3）如下：

$$\frac{\dot{Q}_{PS}}{\dot{Q}_T} = \frac{CiO_2 - CaO_2}{CiO_2 - C\overline{v}O_2}$$

$\dot{Q}_{PS}/\dot{Q}_T$ 代表生理分流 / 总血流量的比值。理想血流的 O_2 浓度是由理想 PO_2 和氧解离曲线计算而得。

另一个指标是**肺泡无效腔**。我们假设所有从理想点（i）向肺泡点（A）的移动都是由于理想气体与吸入气体（I）的叠加造成的。这并非一个如看起来那么难以理解的概念，因为高通气 - 血流比的肺泡单位与 I 点非常相似。毕竟，一个无限高通气 - 血流比的肺泡单位内的气体与吸入空气的成分相同（见图 5-6 和图 5-7）。无效腔的 Bohr 公式（第 2 章第 4 节）如下：

$$\frac{V_{D_{alv}}}{V_T} = \frac{PiCO_2 - P_ACO_2}{PiCO_2}$$

A 代表呼出肺泡气。该无效腔称为**肺泡无效腔**，以区别于**解剖无效腔**，也就是传导气道的容积。由于除外解剖无效腔的呼出肺泡气很难单独收集，我们以混合呼出气 CO_2 取而代之。结果称为**生理无效腔**，包括肺泡无效腔和解剖无效腔。因为理想气的 PCO_2 与动脉血的非常接近（图 10-3），因此生理无效腔的计算公式如下：

$$\frac{V_{D_{phys}}}{V_T} = \frac{PaCO_2 - P_ECO_2}{PaCO_2}$$

静息时正常生理无效腔约占潮气量的 30%，几乎完全由解剖无效腔构成。在健康个体中，它会随着运动而减少，而在急慢性肺疾病中，由于通气 - 血流失衡，生理无效腔可增加至 50% 甚至更多。

第 6 节　血气和 pH

通过血气分析电极可以很容易获得血标本中的 PO_2、PCO_2 和 pH。通过一个玻璃电极可测出全血 pH。PCO_2 的电极实际上也是一个微型 pH 仪，其中碳酸氢盐缓冲液通过薄膜从血液标本中分离出来。当 CO_2 从血液中弥散至膜另一侧时，缓冲液的 pH 根据 Henderson-Hasselbalch 方程而改变。pH 仪即可读出 PCO_2 数值。O_2 电极是一个极谱记录仪，在给予一个合适的电压时，这个设备可根据溶解的 O_2 量产生一个对应比例的微小电流。实际上，经适当转换后三种电极可以整合到同一个仪器并读出数据，血标本分析在数分钟内即可全部完成。有时，也可以通过一个被称为 co-oximeter 的仪器测出动脉和混合静脉的血氧饱和度。co-oximeter 也可用于测量羧基和高铁血红蛋白数量。

在第 5 章中，我们已经知道低动脉 PO_2 或低氧血症的发生有四个原因：①低通气；②弥散障碍；③分流；④通气 - 血流失衡。如果吸入气体过少，动脉 PO_2 也会降低，例如在高海拔地区。

在鉴别这些原因时，需要注意低通气**常常**与动脉 PCO_2 升高相关，另外存在分流时，即便给予纯氧动脉 PO_2 也难以升高至预期水平。在病肺，弥散障碍也常常伴随着通气 - 血流失衡，实际上，很难区分低氧血症有多少是由于弥散障碍造成的。

动脉 PCO_2 的升高有两个原因：①低通气；②通气 - 血流失衡。后者并非**总会**造成 CO_2 潴留，因为动脉 PCO_2 升高的任何倾向都会通过化学感受器刺激呼吸中枢增加通气来促使 PCO_2 降低。事实上，CO_2 解离曲线是陡峭的，在生理范围内几乎是直线的，这有助于在通气增加时降低 PCO_2。然而，一旦通气无法增加，PCO_2 即会升高。表 6-3 中汇总了不同类型低氧血症时血气分析的变化。

血酸碱状态的评估见第 6 章。

第 7 节　呼吸力学

肺顺应性

顺应性的定义是每单位跨肺压改变所导致的肺容积改变。为计算出顺应性，我们需要知道胸腔压。在实践中，我们可以给受试者食道放置一根测压管，通过其末端的测压球囊测定食道压。虽然食道压并不完全等同于胸腔压，但是可以较好地反映其压力变化。仰卧位时由于纵隔结构重量的干扰，测定结果不可靠。

一个简单测定顺应性的方法是让患者从肺总量逐步呼气到肺量计，例如每次呼出 500 ml，同时测量食道压。声门应该保持打开，在每一步后肺应该保持数秒的稳定。用这种方法可以获得一个类似于图 7-3 上方曲线的压力 - 容积曲线。整条曲线可以较为全面地反映肺的弹性特征。曲线形状也一目了然。需要注意，顺应性即曲线的斜率在不同肺容积时会随之改变。通常会报告呼气相 FRC 之上容积的斜率。即便如此，测量的重复性也不是很好。

肺顺应性也可以在静息呼吸时测量，如图 7-13 所示。这里，我们可以利用无气流点（吸气或呼气末）。在该点，胸腔压仅反映弹性回缩力，而与气流无关。因此，由这些点产生的容积差除以压力差就是顺应性。

这种方法在有气道疾病的患者是无效的，因为全肺时间常数的差异性意味着当气流在口腔终止时肺内气流仍持续存在。图 10-4 提示我们有部分气道阻塞的肺区域，气流总会比其他区域延迟（对比图 7-20）。在其他肺区域开始排空时，它可能继续充气，结果就是气体从相邻的肺单位开始向它流动，这称为**摆动呼吸**（摆动气体）。如果呼吸频率增快，进入这部分阻塞区域的潮气量将会越来越少。因此，越来越少的肺参与了潮气量的改变，肺顺应性也越来越差。

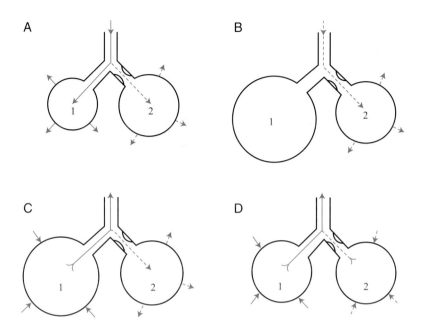

图 10-4　时间常数不等的肺泡通气效果。2 号气腔有部分气道阻塞，因此时间常数较长（对比图 7-20）。吸气时（A），气流缓慢进入 2 号气腔。在其他肺泡（1 号气腔）停止活动后（B）2 号气腔仍会持续充气。在呼气初（C），当其他肺泡（1 号气腔）开始呼气时，2 号气腔可能仍在吸气。在图（D），两部分肺都在呼气，但是 2 号气腔比 1 号延迟。在呼吸频率更快时，异常区域的潮气量逐渐减小

　　最大吸气压和呼气压也可以被测量，用来判断肺量计提示有限制性问题的患者是否存在神经肌肉障碍。孤立性膈肌无力的患者仅吸气压降低，而弥漫性神经肌肉疾病患者的吸气压和呼气压均降低。

气道阻力

　　气道阻力是每单位气流所引起的肺泡和口腔之间的压力差。

可以通过体描箱来测定（图 10-5）。

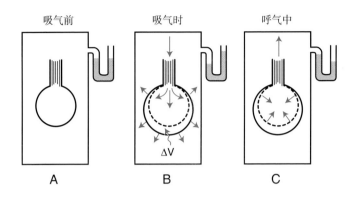

吸气前   吸气时   呼气中

A   B   C

图 10-5 体描箱测定气道阻力。吸气时，肺泡扩张，箱体内压力升高。以此测得肺泡压。肺泡和口腔的压差除以流速，得出气道阻力（见正文）（修改自 Comroe JH. *The Lung*：*Clinical Physiology and Pulmonary Function Tests*. 2nd ed. Chicago，IL：Year Book；1965.）

  在吸气前，箱体内的压力为大气压。吸气开始时，随着容积的改变（ΔV），肺泡扩张，肺泡内压力降低，从而使得箱体内的气体被压缩，从其压力改变可以计算出 ΔV（对比图 2-4）。如果肺容积已知，可以用 Boyle 定律将 ΔV 转换为肺泡压。同时测定流速，即可获得气道阻力。呼气时也可用相同的方法测定气道阻力。肺容积测定方法如图 2-4。

  正常呼吸时，通过食道球囊测定胸腔压力也可以算出气道阻力（图 7-13）。然而，用这种方式测压，组织黏性阻力也会被包括在内（见第 7 章第 8 节）。胸腔压反映了两部分的力，对抗肺弹性回缩力的力和克服空气及组织气流的力。减去平静呼吸时的弹性回缩力是可以的，因为这部分与肺容积是成比例的（假设顺应性恒定）。这种减法可以通过电路实现。于是我们就得到一个反映（气道＋组织）阻力的压力 - 流速图。但在严重气道疾病时，由于时间常数的差异，各部分肺活动不一致，这种方法测定的阻力是不准确的（图 10-4）。

闭合容积

早期的小气道疾病可以通过一口气 N_2 冲洗法筛查出来（图 2-6），从而发现通气的区域性差异（图 7-8、图 7-9）。假设患者在吸入纯氧情况下做一次肺活量的呼吸，在接下来的呼气相中，测定口唇部 N_2 浓度（图 10-6）。我们可以识别出四个阶段。

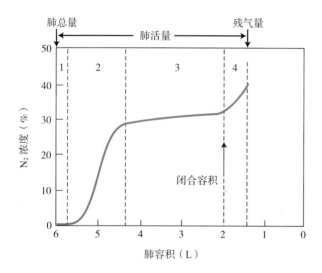

图 10-6 闭合容积的测定。假如以肺活量大小吸入纯氧，然后做一次用力呼气，可以观察到口唇部 N_2 浓度变化的四个阶段（见正文）。最右侧部分是由于在重力依赖区域气道闭合后肺尖部被优先清空所致

首先，纯无效腔被呼出（1），然后是无效腔和肺泡的混合气（2），接下来是纯肺泡气（3）。接近呼气末时，可以观察到 N_2 浓度的突然增加（4）。这提示肺底部气道的闭合（图 7-9），且是由肺尖部的 N_2 浓度相对较高且被优先排空所致。肺尖部 N_2 浓度相对较高的原因是，以肺活量大小呼吸 O_2 时，这部分区域被扩张

的程度相对较小（图 7-9），因此 N_2 被 O_2 稀释的程度相对较小。因此，可以得出重力依赖区域气道开始闭合时的肺容积。

在年轻的正常个体，闭合容积约占肺活量（VC）的 10%。这一比例随年龄增长而逐步增加，在 65 岁时，可达 VC 的 40%，也就是 FRC。少部分小气道疾病，其闭合容积会显著增加。有时，我们会看到**闭合容量（closing capacity）**这个词。闭合容量是指闭合容积与残气量之和。

第 8 节　通气控制

如第 8 章第 4 节所述，让受试者在一个橡胶袋里重复呼吸可以测定化学感受器和呼吸中枢对 CO_2 的反应性。肺泡 PO_2 也会影响通气，因此如果要求仅测定对 CO_2 的反应，吸入 PO_2 应该保持在 200 mmHg 以上以避免低氧的刺激。对低氧的通气反应可以通过类似的方法测定，让受试者在一个低 PO_2 但恒定 PCO_2 的橡胶袋里重复呼吸。

第 9 节　运　动

如果受试者运动时做心肺功能检测，将会获得更多的信息。如第 9 章开篇讨论的那样，静息状态的肺有很大的储备。运动时它的通气、血流、O_2 与 CO_2 的交换和弥散功能可以增加数倍。运动时心肺系统负荷增加，可以提供静息时所不能呈现的异常信息。

控制性运动的方式包括跑步机和自行车测力计。以稳定且逐步增加的强度进行锻炼，同时测量某些指标，包括总通气量、呼吸频率、脉率、血压、心电图、O_2 摄取、CO_2 产量、呼吸商和动脉血气。这些指标可用于量化病变程度，并鉴别运动能力受限是否由于心功能、通气功能或血气屏障气体交换功能障碍所致。同样地，当其他检测没有提示明确的病因时，它们在评估慢性呼吸困难时非常有帮助。

关键概念

1. 一口用力呼气的检测方法简单实用。在阻塞性和限制性肺疾病可呈现不同的形式。
2. 使用血气电极可以快速进行动脉血气分析，其结果对于危重患者的管理是必不可少的。
3. 在肺疾病中，通气 - 血流失衡的程度可以通过评估动脉血标本中的肺泡 - 动脉 PO_2 差获得。
4. 体描箱能够相对简便地测定肺容积和气道阻力。
5. 运动试验在鉴别运动受限病因方面很有价值。

单选题

1. 一位 66 岁的老年女性，进行性加重的活动后气短 9 个月。肺功能提示 FEV_1 显著低于预计值（根据该患者年龄、身高、性别计算），FVC 低于预计值，FEV_1/FVC 减低。下列哪个选项可以解释这个结果？
   A. 肺弹性回缩力减少
   B. 肺毛细血管数量减少
   C. 肺间质纤维化
   D. 气道径向牵引力增加
   E. 血气屏障增厚

2. 一名患者因急性呼吸衰竭接受有创机械通气，给予的潮气量为每次 600 ml。在早上查房时，您得到了如下表所示数据：

pH	动脉PO$_2$ (mmHg)	动脉PCO$_2$ (mmHg)	潮气量末PCO$_2$ (mmHg)	混合呼出气PCO$_2$ (mmHg)
7.33	69	42	36	21

根据这些信息，请计算出该患者的生理无效腔容积是多少?

A. 85 ml

B. 150 ml

C. 250 ml

D. 300 ml

E. 450 ml

3. 一名 30 岁的健康男性，在服用过量阿片类止痛药后被送进急诊室。送入急诊室时测得氧饱和度为 85%（呼吸空气时），给予鼻导管以 2 L/min 的流速吸氧后，氧饱和度提高到 98%。他以 6 次 / 分进行小幅度呼吸，胸部 X 线片无异常。若该患者在呼吸空气情况下进行其他检查，会出现以下哪项?

A. 碳酸氢盐浓度降低

B. P$_A$CO$_2$ 降低

C. pH 降低

D. 肺泡 - 动脉 PO$_2$ 差增加

E. 分流率增加

4. 采用食道压测定评估两个年龄身高相同的受试者在呼吸期间的胸腔压。吸气开始前，每位受试者的功能残气量为 2.5 L，胸腔压估测为 –5 cmH$_2$O。每个人在吸入 0.5 L 的空气后，在声门打开状态暂停吸气。在暂停期间，受试者 1 的胸腔压估测为 –10 cmH$_2$O，受试者 2 的胸腔压估测为 –15 cmH$_2$O。相较于受试者 1，以下哪项可以解释受试者 2 的胸腔压?

A. 气道黏膜水肿

B. 肺弹性回缩力减少

C．气道分泌物增加

D．肺血管阻力增加

E．肺纤维化

5．两名患者在吸纯氧下做一次潮气量大小的呼吸。下图显示了
每位患者在呼气过程中氮浓度的变化。与患者 1（黑线）相
比，患者 2（蓝线）的以下哪项可能减少？

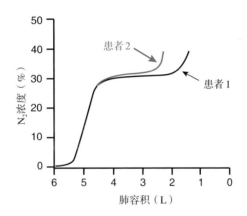

A．解剖无效腔

B．胸壁回缩力

C．血红蛋白浓度

D．肺实质顺应性

E．气道径向牵引力

6．一位长期大量吸烟的患者，为评估其慢性呼吸困难行肺功
能测定。测定结果显示 FEV_1 为 1.25 L（占预计值的 45%），
FVC 为 3.0 L（占预计值的 65%），FEV_1/FVC 为 0.42。随后
行氮冲洗法和体描法测量肺容积。比较这两个测量结果，可
发现以下哪项？

A．氮冲洗法时的值较高

B．氮冲洗法时的值较低

C．两次测量没有差异

7. 一位慢性呼吸困难的男性，行重复呼吸氮冲洗法进行检测。N_2 浓度相对于呼吸次数的对数曲线提示 N_2 浓度降低有两个阶段，第一阶段迅速降低，另一阶段缓慢降低。以下哪项可以解释这一观察结果？

A. 血红蛋白浓度降低

B. 外周化学感受器输出降低

C. 肺毛细血管数量减少

D. 通气不均一

E. 血气屏障增厚

8. 一位 33 岁的年轻女性，由于肺炎并发了严重的低氧性呼吸衰竭，正接受机械通气治疗。插管后吸入氧浓度迅速增加到 100%。动脉血气结果如下：pH 7.32，PCO_2 34 mmHg，PO_2 70 mmHg，HCO_3^- 16 mmol/L。患者低氧血症的可能机制是什么？

A. 低通气

B. 弥散障碍

C. 分流

D. 通气 - 血流失衡

E. 低通气和通气 - 血流失衡

附录 A
缩写、单位和公式

译者：刘一洁
校对：耿　爽

缩　写

主要缩写

C　血液中气体的浓度

F　干燥气体中的浓度百分比

P　压力或者分压

Q　血液容积

Q̇　每单位时间内的血液容积

R　呼吸商

S　血红蛋白氧饱和度

V　气体容积

V̇　每单位时间内的气体容积

气相的次要缩写

A　肺泡的

B　气压的

D　无效腔

E　呼出的

ET　潮气末

I　吸入的

L　肺

T　潮气

血液时相的次要缩写

a　动脉的

c　毛细血管的

c′　终末毛细血管

i　理想的

v　静脉的

v̄　混合静脉的

举　例

CaO_2　动脉血中的氧浓度

F_EN_2　呼出气中氮气的浓度百分比

$Pv̄O_2$　混合静脉血中的氧分压

单　位

本书使用传统的公制单位。压力单位使用 mmHg；压强（托）采用相同的单位。

在欧洲，国际单位制（Système International，SI）广泛通用。其中大部分为人们所熟知，但是千帕（压力的单位）最初是混淆的。1 千帕约等于 7.5 mmHg。

公　式

气体定律

通用气体定律：$PV = RT$

在这里，T 是温度，R 是一个常数。这个公式是用来修正水蒸气

的压力和温度变化对气体容积的影响。例如，常规的通气设定为
水蒸气饱和状态（BTPS），即体温（37 ℃）、环境压力、饱和的
水蒸气，因为它与肺容积的变化相对应。相对而言，血液中的气
体容积用标准状态（STPD）表示，即标准温度（0 ℃或 273 K）、
压力（760 mmHg）和干燥，就像化学中常见的一样。要将 BTPS
状态下的气体容积转换为 STPD 状态，需要乘以：

$$\frac{273}{310} \times \frac{P_B{-}47}{760}$$

在这里，47 mmHg 是 37 ℃水蒸气所产生的压力。

Boyle 定律：$P_1V_1 = P_2V_2$（温度恒定）

和

Charles 定律：$\dfrac{V_1}{V_2} = \dfrac{T_1}{T_2}$（压力恒定）

二者都是通用的气体定律的特例。

Avogadro 定律表明相同温度和压力下相同体积的不同气体
包含相同数量的分子。1 g 分子，例如，32 g 氧气在 STPD 状态
下为 22.4 L。

Dalton 定律表示在气体混合物中，气体的分压是该气体在没
有其他组分的情况下占据混合物总体积时所产生的压力。

因此，$P_X = P \cdot F_X$，这里 P 是全部干燥气体的压力，F_X 是指干
燥气体。在水蒸气压力为 47 mmHg 的气体中，$P_X = (P_B{-}47) \cdot F_X$。

同样，在肺泡中，$PO_2 + PCO_2 + PN_2 + PH_2O = P_B$。

气体在溶液中的分压是它在与溶液均匀溶解的气体混合物中
的部分压力。

Henry 定律表示溶解在液体中气体的浓度与它产生的分压成
正比。因此，$C_X = K \cdot P_X$

通　气

$$V_T = V_D + V_A$$

在这里，V_A 代表潮气量中的肺泡气体容积。

$$\dot{V}_A = \dot{V}_E - \dot{V}_D$$

$\dot{V}CO_2 = \dot{V}_A \cdot FACO_2$（这两个 $\dot{V}$ 均在 BTPS 状态下测定）

$$\dot{V}_A = \frac{\dot{V}CO_2}{PACO_2} \times K \text{（肺泡通气公式）}$$

如果 $\dot{V}_A$ 是 BTPS，$\dot{V}CO_2$ 是 STPD，K = 0.863。在正常个体，$PaCO_2$ 与 $PACO_2$ 几乎相等。

Bohr 公式：$\dfrac{V_D}{V_T} = \dfrac{PACO_2 - PECO_2}{PACO_2}$

或者使用动脉 PCO_2：$\dfrac{V_D}{V_T} = \dfrac{PaCO_2 - PECO_2}{PaCO_2}$

这就计算出了**生理无效腔量**。

弥　散

在**气体时相**中，**Graham 定律**提示气体的弥散速度与其分子量的平方根成反比。

在**液体**或组织切片中，**Fick 定律**[1] 提示单位时间内弥散穿过组织切片的气体容积为：

$$\dot{V}_{gas} = \frac{A}{T} \cdot D \cdot (P_1 - P_2)$$

在这里，A 和 T 分别代表切片的面积和厚度，P_1、P_2 代表两侧气体的分压，D 代表弥散常数，有时又被称为组织对该气体的渗透系数。

---

[1] Fick 定律起初是以浓度来表示的，但分压对我们来说更方便。

弥散常数与气体的溶解度（Sol）和分子量（MW）相关：

$$D \alpha \frac{Sol}{\sqrt{MW}}$$

当使用一氧化碳来测量肺的弥散功能（D_L），毛细血管内 PCO 设为 0：

$$D_L = \frac{\dot{V}CO}{P_ACO}$$

D_L 由两部分组成。一部分是肺泡膜的弥散功能（D_M），另一部分取决于毛细血管内的血液容积（V_C）和血红蛋白结合 CO 的速度 θ：

$$\frac{1}{D_L} = \frac{1}{D_M} + \frac{1}{\theta \cdot V_C}$$

血 流

Fick 原理：$\dot{Q} = \dfrac{\dot{V}O_2}{CaO_2 - C\bar{v}O_2}$

肺血管阻力：$PVR = \dfrac{P_{art} - P_{ven}}{\dot{Q}}$

这里的 P_{art} 和 P_{ven} 分别指平均肺动脉和肺静脉压。

液体通过毛细血管交换的 **Starling 定律**：

$$净流出 = K \left[(P_c - P_i) - \sigma (\pi_c - \pi_i) \right]$$

这里 i 代表毛细血管周围组织间隙的液体，π 代表胶体渗透压，σ 代表反射系数，K 代表滤过系数。

通气 - 血流关系

肺泡气体公式：

$$P_{A}O_2 = P_IO_2 - \frac{P_ACO_2}{R} + \left[P_ACO_2 \cdot F_IO_2 \cdot \frac{1-R}{R} \right]$$

只有在吸入气体中不含二氧化碳时这个公式才是有效的。吸入气体为空气时，方括号内的部分是一个相对小的校正因子（$PCO_2 = 40$，$R = 0.8$ 时，该矫正因子为 2 mmHg）。因此，一个有用的近似公式为：

$$P_{A}O_2 = P_IO_2 - \frac{P_ACO_2}{R}$$

呼吸商：

如果吸入空气中不含 CO_2，则：

$$R = \frac{\dot{V}CO_2}{\dot{V}O_2} = \frac{P_ECO_2 (1 - F_IO_2)}{P_IO_2 - P_EO_2 - (P_ECO_2 \cdot F_IO_2)}$$

静脉向动脉的分流：

$$\frac{\dot{Q}s}{\dot{Q}_T} = \frac{Cc'O_2 - CaO_2}{Cc'O_2 - C\overline{v}O_2}$$

这里 c′ 代表终末毛细血管。

通气 - 血流比公式：

$$\frac{\dot{V}_A}{\dot{Q}} = \frac{8.63R(CaO_2 - C\overline{v}O_2)}{P_ACO_2}$$

这里血气浓度单位为 ml/100 ml。

生理分流：

$$\frac{\dot{Q}_{PS}}{\dot{Q}_T} = \frac{CiO_2 - CaO_2}{CiO_2 - C\overline{v}O_2}$$

肺泡无效腔：

$$\frac{V_D}{V_T} = \frac{PiCO_2 - P_ACO_2}{PiCO_2}$$

生理无效腔的公式见本书第2章第4节。

血气和pH

溶解在血液中的氧气：

$$CO_2 = Sol \cdot PO_2$$

这里Sol是$0.003\ ml \cdot O_2 / (100\ ml\ 血液 \cdot mmHg)$。

Henderson-Hasselbalch方程：

$$pH = pK_A + log \frac{(HCO_3^-)}{(CO_2)}$$

这个公式中的pK_A通常为6.1，如果HCO_3^-和CO_2浓度单位是mmol/L，那么CO_2就能用PCO_2（mmHg）× 0.030替换。

呼吸力学

顺应性 = $\Delta V / \Delta P$

动态顺应性 = $\Delta V / (V \cdot \Delta P)$

通过**Laplace方程**计算球体表面张力产生的压力：

$$P = \frac{2T}{r}$$

在这里，r代表球体半径，T代表表面张力。注意，对一个肥皂泡而言，P = 4T/r，因为它有两个表面。

层流的Poiseuille定律：

$$\dot{V} = \frac{P\pi r^4}{8nl}$$

这里 n 是指黏滞系数[1]，P 是长度 l 两侧的压差，指通过长度 l 产生的压差。

Reynolds 系数：

$$Re= \frac{2rvd}{n}$$

这里 v 是指气体的平均线性速度，d 指它的密度，n 指黏滞度。

层流压力下降用 $P\alpha V$ 表示，**湍流**用 $P\alpha \dot{V}_2$ 表示（近似的）。

气道阻力：

$$\frac{P_{alv}- P_{mouth}}{\dot{V}}$$

这里 P_{alv} 和 P_{mouth} 分别代表肺泡压和口腔压。

---

[1] 对于我们这些对拉丁语和希腊语知之甚少的人来说，这是希腊字母 η 的一种变体。

附录 B
答　案

译者：刘一洁　田　野
校对：耿　爽

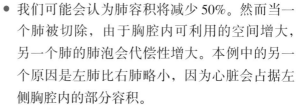

第 1 章
临床病例解析

- 我们可能会认为肺容积将减少 50%。然而当一个肺被切除，由于胸腔内可利用的空间增大，另一个肺的肺泡会代偿性增大。本例中的另一个原因是左肺比右肺略小，因为心脏会占据左侧胸腔内的部分容积。

- 血气屏障的转运能力下降可以归因于毛细血管数量减少近半，这大大降低了可用于气体交换的屏障面积。

- 由于毛细血管数量的显著减少，运动时肺动脉压比术前增加更多。在静息状态下，残留的毛细血管复流和扩张（见第 4 章），所以肺血管阻力几乎正常。在肺切除术后，静息时肺毛细血管已经复流和扩张，那么在运动时，能进一步复流和扩张以及肺动脉压升高的机会就更少了。

- 患者运动能力下降至少有两个原因。第一，如上所述，肺的气体交换能力下降；第二，因为只有单肺，呼吸系统的通气功能减弱。

单选题

1. D 正确。毛细血管壁非常薄。如果血管内压力过高，管壁压力可能会升高至血管壁发生超微结构改变的程度。这会导致血浆甚至红细胞渗入肺泡腔中，即所谓的肺水肿。受试者 A 的肺毛细血管压高于受试者 B，因此，受试者 A 发生肺水肿的风险高于受试者 B。

2. A 正确。呼吸道上皮由纤毛上皮细胞排列形成。数以百万计的细小纤毛以协调的方式摆动，将黏液和异物从下呼吸道推送至口咽部，在口咽部被咳出或者吞咽。损害纤毛功能的因素，如吸入毒素或遗传缺陷导致的纤毛结构和（或）功能损害会影响纤毛的正常摆动，从而降低黏液清除能力，因此患者反复感染的风险增加。

3. D 正确。表面活性物质是由 Ⅱ 型肺泡上皮细胞产生的磷脂蛋白，其主要作用是降低肺泡表面张力和防止肺泡塌陷。它的功能在第 7 章中已详细阐述。它从妊娠后期开始产生。因此，早产儿面临着由于这种重要分子不足所致的肺泡塌陷和呼吸功显著增加进而导致急性呼吸衰竭的高风险。

4. A 正确。呼气时，气体从远端气道流向近端气道时，气流的横截面积随着气道总数的减少而减小。随着横截面积的减小，气体的流动速度必须增加，以维持呼气流量。气体仅在呼吸区通过弥散移动，而在传导区，它以容积运动移动，就像水流过软管一样。肺泡管仅存在于呼吸区，因此不会随着从呼吸道到终末细支气管的转变而增加。软骨不存在于呼吸性细支气管中，但随着向近端气道（支气管到气管）的移动，软骨变得更加常见。

5. A 正确。支气管动脉是从主动脉分支出来的，并为传导气道提供血流直到终末细支气管。因此，通过栓塞阻断右上叶的支气管动脉会减少流向该肺段支气管的血流量。支气管动脉是支气管循环而非肺循环的一部分，因此栓塞不会影响肺动脉的横截面积或流经肺动脉的血流。由于支气管循环不向肺泡提供血流，支气管动脉栓塞不会影响肺泡上皮细胞。

6. B 正确。血气屏障的薄侧厚度为 0.8 μm，比正常情况下厚很多。这将减慢 O_2 通过血气屏障的弥散速度，但不会影响单个红细胞的体积、远端气道的气体弥散或肺泡表面活性物质浓度。血气屏障破裂的风险不会增加。事实上，如果屏障的增厚是由于胶原沉积引起的，这会减少其破裂的风险。

第 2 章
临床病例解析

- 她的总通气量是 8 次 / 分 × 300 毫升 / 次，相当于 2400 ml/min 或 2.4 L/min。这远低于 7 ~ 10 L/min 的正常水平。通气的降低是因为其正常呼吸动力（即驱动）的抑制。在这个病例中，这可能是在某次聚会上摄入了某些物质所致。假设她的解剖无效腔是 150 ml，她的无效腔占潮气量的比例为 150/300，也就是 50%，远大于 0.3 或 30% 的正常值。因为她的肺泡通气被严重抑制且 PCO_2 与肺泡通气成反比，假设 CO_2 的产生是恒定的，我们可能会看到动脉 PCO_2 的明显升高。

单选题

1. C 正确。由于重力的影响，肺最底部重力依赖区单位容积通气量最大。如图所示，当一个人处于仰卧位时，肺最底部重力依赖区，即背部附近的区域，通气量最大（姿势 C）。

2. C 正确。肺泡通气量由进入肺泡的气体体积（即每次呼吸到达肺泡并参与气体交换的部分）和呼吸频率的乘积决定。在本例中给出了呼吸频率，但没有给出肺泡体积，因此必须根据提供的其他信息进行计算。如果无效腔分数是 0.3，我们可知无效腔体积是 0.3×450 ml 即 135 ml。因此，肺泡体积为 450 ml − 135 ml 即 315 ml。乘以 12 次 / 分的呼吸频率，我们可得到肺泡通气量为 315 毫升 / 次 × 12 次 / 分即 3780 ml/min，或者大约 3.8 L/min。

3. C 正确。如果用 V 来代表 FRC，肺量计初始的氦气量是 5×0.1，稀释后氦气量为 $(5 + V) \times 0.06$。因此，$V = 0.5/0.06 − 5$ 即约 3.3 L。

4. D 正确。当患者用力呼气时，肺内气体压缩导致气道压增加，肺容积稍减小。肺容积减小意味着箱内气体容积增加，因此，依据 Boyle 定律其压力会减小。

5. B 正确。肺泡通气公式表明，如果 CO_2 产生恒定，肺泡 PCO_2 与肺泡通气量呈负相关关系。因此，如果通气量增加 3 倍，PCO_2 会降低至原来值的 1/3，即 33%。

6. E 正确。因为解剖无效腔的体积基本保持不变，当潮气量减少时，无效腔通气比例增加。新的呼吸机设置也没有改变分钟通气量。因为无效腔占比增加，因此肺泡通气量减少。其他选择是错误的。动脉 PO_2 会增加，而 CO_2 产量和气道阻力不会改变。

7. C 正确。动脉 PCO_2 与 CO_2 的生产与肺泡通气量的比值相关。发热和血行感染时，CO_2 产量增加。因为每分通气量是固定的，患者不能提高肺泡通气以抵消 CO_2 产生的增加，因此，动脉 PCO_2 增加。

8. C 正确。图中，A 代表功能残气量（FRC），即潮气呼气结束时留在肺部的空气容积。B 代表残气量，即最大呼气后留在肺部的空气容积。C 代表肺活量，即最大呼气动作中呼出的空气容积。D 代表肺总量，肺的最大容积。在这些容积和容量中，唯一可以通过肺量计实际测量的是肺活量。FRC、残气量和肺总量只能通过使用氦稀释或体描法测量肺容积来测量。

9. C 正确。根据肺泡通气公式，我们可以看出，动脉 PCO_2 由 CO_2 产生量和肺泡通气量之间的平衡决定。从前一天到第二天早上，动脉 PCO_2 下降的事实说明，一定是 CO_2 产生减少了或肺泡通气量增加了。如果呼吸频率和潮气量没有改变，并且患者自己没有进行任何额外的呼吸，那么每分通气量一定保持不变。如果每分通气量恒定且无效腔占比不变，那么肺泡通气量也一定保持恒定，动脉 PCO_2 的变化一定是由于 CO_2 产生减少所致。在所有选项中，只有降低体温（低温）才能减少 CO_2 的产生。其余选项都增加了 CO_2 的产量。

第 3 章
临床病例解析

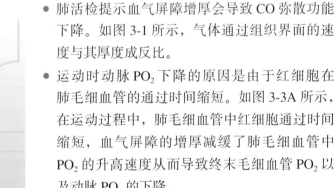

- 肺活检提示血气屏障增厚会导致 CO 弥散功能下降。如图 3-1 所示，气体通过组织界面的速度与其厚度成反比。

- 运动时动脉 PO_2 下降的原因是由于红细胞在肺毛细血管的通过时间缩短。如图 3-3A 所示，在运动过程中，肺毛细血管中红细胞通过时间缩短，血气屏障的增厚减缓了肺毛细血管中 PO_2 的升高速度从而导致终末毛细血管 PO_2 以及动脉 PO_2 的下降。

- 提高吸入气体中 PO_2 可以改善血气屏障中 O_2 的转运。这可以提高肺泡气 PO_2 和影响 O_2 在血气屏障两侧弥散的压力差。

- 我们不会看到动脉 PCO_2 的升高，因为 CO_2 的弥散速度远远大于 O_2。事实上，这些患者有时表现出动脉 PCO_2 下降，因为血液中的低氧会刺激通气，如第 8 章所述。

单选题

1. C 正确。该定律阐述弥散率和溶解度成正比，但与分子量的平方根成反比。因此，X/Y 的比值等于 4/ ($\sqrt{4}$) 或 4/2，即 2。

2. E 正确。公式为 CO 摄取率除以肺泡 PCO，或 30/0.5，即 60 ml/ (min·mmHg)。

3. E 正确。本题真正的问题是 O_2 摄取和 CO_2 排出哪一个受弥散限制。唯一正确的答案是极端海拔地区的最大氧摄取（参见图 3-3B）。其他的选项都不涉及气体传输受弥散限制的情况。唯一的备选项是 B，但受试者在静息时，仅吸入 10% 的 O_2 是不太可能受弥散限制的。因此，在所有的答案中最佳答案显然是 E。

4. B 正确。气体 A 的分压实际上很早就在肺毛细血管中达到了肺泡气体的分压。因此，这种气体的运输受到灌注限制。相比之下，气体 B 的分压在血液流经肺毛细血管时变化很小，肺泡和毛细血管末端的分压差很大。因此这种气体弥散限制。气体 B 的时间过程与 CO 类似。

5. E 正确。在条件 B 下，当红细胞穿过肺毛细血管时，PO_2 的上升速度比在条件 A 下慢。在所列项目中，血气屏障的增厚最有可能导致这种现象。每分通气量下降和海拔升高也会减慢弥散速度，但在这两种情况下，肺泡 PO_2 会更低。而在图中，条件 A 和 B 下的肺泡 PO_2 相同。运动会缩短弥散时间，但不会影响 PO_2 的上升速度。增加吸入的 O_2 比例会提高肺泡的 PO_2，因此，压力梯度驱动弥散，最终导致肺毛细血管的 PO_2 上升更快。

6. A 正确。肺气肿、石棉沉着病、肺栓塞和严重贫血都会通过减少血气屏障表面积、增加其厚度或减少肺毛细血管中的血容量来降低弥散功能。弥漫性肺泡出血实际上可以增加测得的弥散功能，因为肺毛细血管受损后渗入肺泡中的红细胞会吸收 CO。

7. C 正确。CO 弥散功能的下降与肺活检所提示的血气屏障增厚相符。这将减慢 O_2 在血气屏障的弥散速度。静息状态下，流经肺毛细血管的红细胞有足够的时间被氧合，使得肺泡 PO_2 与终末毛细血管的 PO_2 达到平衡。但运动状态下，红细胞流经肺泡毛细血管时间会减少，平衡点无法达到，终末毛细血管 PO_2 会低于肺泡 PO_2。其他选项错误。运动时吸入气 PO_2 是恒定的，而大多数个体在运动试验中肺泡 PO_2 大体上是恒定的，在试验终点前会上升。运动中，解剖无效腔实际上可能随着个体运动时肺容积的增加而略有增加。

8. A 正确。CO 的弥散功能取决于肺毛细血管的血流量，或更严格地说取决于含有血红蛋白的红细胞的体积。因为这在严重贫血中会降低，弥散功能也降低。这就是为什么弥散功能与血红蛋白浓度相关。

9. A 正确。右侧的组织病理学图像显示，与正常肺相比，肺泡间壁显著增厚。这导致肺泡和肺毛细血管中红细胞之间的弥散距离增加，减缓了 O_2 穿过血气屏障的运输。虽然患者在静息状态时，肺泡和终末毛细血管之间的 PO_2 可能有足够的时间达到完全平衡，但运动时，红细胞运输时间缩短，终末毛细血管 PO_2 可能低于肺泡 PO_2。该患者的 CO 弥散功能会降低，肺泡 PO_2 不会增加。在这种情况下，O_2 与血红蛋白的反应速率不会增加。

第 4 章
临床病例解析

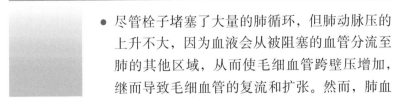

- 尽管栓子堵塞了大量的肺循环，但肺动脉压的上升不大，因为血液会从被阻塞的血管分流至肺的其他区域，从而使毛细血管跨壁压增加，继而导致毛细血管的复流和扩张。然而，肺血

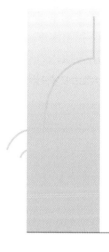

　　管阻力是增加的，这就解释了为什么肺动脉压
　　上升幅度较小。
● 如果患者是 90° 坐位，将会看到由于肺动脉压
　的升高导致的右肺尖血流增加。
● 通过阻断通气部位的血流，肺栓塞造成肺泡无
　效腔从而增加无效腔通气量。有正常的通气力
　学和呼吸驱动的个体会通过提高肺泡通气量来
　弥补无效腔通气量的增加，因此，动脉 PCO_2
　保持不变。若肺栓塞患者出现疼痛或焦虑症状，
　导致其肺泡通气量升高超过无效腔通气量的增
　加，那么动脉 PCO_2 实际上会下降。

单选题

1. E 正确。肺血管阻力随着肺容积从 A 点到 B 点的变化而增加。
   这是由于肺泡内毛细血管的延长使其直径减小，从而增加了
   流动阻力。这抵消了肺泡外血管直径增加所导致的阻力降低，
   而肺泡外血管直径增加是由于肺容积增加时血管的径向牵引
   力增大。肺复流和扩张随着压力的增加（例如，运动时）而
   不是肺容积的增加而发生，并且与阻力降低有关。内皮素 -1
   浓度降低和一氧化氮浓度增加均会减小肺血管阻力。这些都
   不会随着肺容积的变化而改变。

2. E 正确（图 4-5）。运动过程中，肺毛细血管因血管内压升高
   和血流量增加而复流和扩张，从而导致肺血管阻力降低。这
   就是为什么与全身血压相比，随着进行性运动达到最大运动
   量，而肺动脉压仅小幅度增加的主要原因。尽管运动时血液
   pH 下降，交感神经兴奋，但这些因素与血管收缩和阻力增加
   有关。内皮素 -1 浓度升高也是如此。由于肺血流量增加，区
   域 1 情况在运动期间不太常见。

3. E 正确。肺血管阻力来自压力差除以血流速，即（55-5)/3，约

17 mmHg/（L·min）。

4. D 正确。由于肿块（可能是肺癌）阻塞了通往该肺叶的支气管，患者出现左下叶塌陷或肺不张。由于塌陷，整个肺叶的肺泡 PO_2 将减少，导致局部肺小动脉平滑肌收缩（缺氧性肺血管收缩），以便将血流从该区域引导至其他通气更好的肺区域。

5. C 正确。在大多数情况下，肺血流量等于心输出量。Fick 定律可用于计算心输出量，等于氧耗/动静脉血氧浓度差。后者是（20 – 16）ml/100 ml 即（200 – 160）ml/L。因此，心输出量为 300/（200 – 160）即 7.5 L/min。

6. B 正确。干预前，$P_{arterial} > P_{venous} > P_{alveolar}$，压力等级与区域 3 血流情况相对应，其中血流取决于动脉与静脉压力差。干预后，$P_{arterial} > P_{alveolar} > P_{venous}$，与区域 2 血流情况相对应，其中血流取决于动脉压和肺泡压差。这个压力梯度比干预前的状态要小，因此血流会减少。

7. C 正确。干预的主要变化是肺血管阻力和肺动脉压的降低。由于这些变化，心输出量增加了。在所列选项中，唯一降低肺血管阻力的是静脉注射前列环素（PGI_2）。内皮素、组胺和 5-羟色胺均会引起肺血管收缩并增加肺血管阻力。吸入低氧浓度的混合气体会导致缺氧性肺血管收缩并增加肺血管阻力。

8. A 正确。流体在毛细血管腔或间隙之间的运动遵循 Starling 定律。在给出的例子中，使液体流出毛细血管的静水压力差为（3 – 0），使液体流入毛细血管的胶体渗透压为（25 – 5）mmHg。因此，使液体进入毛细血管的净压力为 17 mmHg。

9. A 正确。超声心动图显示肺动脉压升高可能与低氧性肺血管收缩有关。造成这种情况的刺激因素是肺泡 PO_2 的降低而非动脉 PO_2。相对于肺炎患者，心功能不全患者更容易出现肺静脉压升高导致肺动脉压升高的情况。

10. D 正确。患者急性心梗后出现心收缩功能不全。这会导致左心舒张末期和肺静脉压升高，从而增加肺毛细血管静水压。结果是 Starling 曲线失衡使血管内液体外渗至毛细血管外。考虑到她的白蛋白浓度正常可以维持其正常的胶体渗透压，那么 PO$_2$ 的降低是肺水肿的结果。

11. A 正确。血管紧张素转化酶（ACE）催化血管紧张素 I 向血管紧张素 II 的转化，并且还负责缓激肽在经过肺时的大部分失活。因此，抑制这种酶会减少缓激肽的失活。血管紧张素 II 通过肺时不受影响，因此，该分子的降解不会随着 ACE 的抑制而增加。ACE 在其他选项描述的过程中不起作用。

第 5 章
临床病例解析

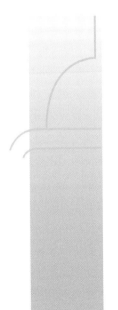

- 通过肺泡气体公式计算肺泡 - 动脉氧分压差。因为患者吸入的是空气，吸入气体 PO$_2$ 是 149，减去动脉 PCO$_2$ 45 除以 0.8 的商，肺泡 PO$_2$ 即为 149 –（45/0.8）= 93 mmHg。因此肺泡 - 动脉分压差为 20 mmHg。这个结果是异常增高的，可能的原因是通气 - 血流失衡。

- 用相同的方法计算，在急诊室的肺泡 - 动脉氧分压差为 80 – 45 = 35 mmHg。差值的增加表明通气 - 血流的匹配性更差。

- 在急诊时 PCO$_2$ 更高的主要原因是通气 - 血流失衡的增加。另外，气流阻塞增加会减少肺泡通气量。

- 给予患者鼻导管吸氧后，PO$_2$ 能从 55 mmHg 升高至 90 mmHg。这说明低氧的原因是通气 - 血流失衡而非分流。

单选题

1. D 正确。吸入潮湿气体的 PO_2 由 $[(P_B - P_{H_2O}) \times F_IO_2]$ 得出。计算该值不需要动脉 PO_2 和动脉 PCO_2,尽管它们与呼吸商一起可用于计算理想的肺泡 PO_2 和肺泡 - 动脉 PO_2 差。利用图中的数据,我们可以得到 $P_IO_2 = (447 - 47) \times 0.2093$,即约为 84 mmHg。

2. B 正确。回答这个问题之前我们首先应用肺泡通气公式,如果 CO_2 产生不变,PCO_2 与肺泡通气成反比。因此一旦肺泡通气减半,动脉 PCO_2 会从 40 mmHg 升至 80 mmHg。然后我们使用肺泡气体公式 $P_AO_2 = P_IO_2 - (PaCO_2/R) + F$,忽略 F 因为其数值很小。在 CO_2 产生和 O_2 消耗没有改变的情况下,呼吸商为 0.8。因此 P_AO_2 约等于 50 mmHg。

3. A 正确。上面的公式表明,为了使肺泡 PO_2 恢复到其正常的海平面值 100 mmHg 左右,需将吸入 PO_2 从 149 mmHg 提高至 199 mmHg。回想前文提到的,吸入 PO_2 = 吸氧浓度 × (760 - 47)。因此,吸氧浓度 = 199/713,约为 0.28。因此,吸氧浓度必须从 21% 增加到 28%,即增加 7%。这个例子强调了因通气不足导致低氧血症发生时,提高吸氧浓度对于氧合的影响是多么巨大。更合适的干预措施是解决通气不足的根本原因。

4. C 正确。尽管当患者患有肺炎或发生其他形式的呼吸衰竭时会出现通气 - 血流失衡,但动脉 PCO_2 通常保持正常,甚至可能下降。这是因为中枢化学感受器会感觉到 PCO_2 的升高从而增加通气驱动。因为 CO_2 解离曲线在生理范围内呈线性,所以通气量的增高会增加高和低通气 - 血流比区域 CO_2 的清除。这与吸氧的情况相反,O_2 摄取增加只有在低通气 - 血流比的单位中才会发生。由于血红蛋白氧解离曲线在 PO_2 高时呈平坦状,因此高通气 - 血流比区域的 O_2 摄取量很少或没有增加。通气的变化不会改变肺泡毛细血管屏障的弥散速度。肺

泡 PO_2 的任何下降都会导致缺氧性肺血管收缩和肺血管阻力增加。

5. B 正确。吸入 $PO_2 = 0.21 \times (253 - 47)$ 或 43 mmHg。因此，用上述肺泡气体公式并忽略因子 F，肺泡 $PO_2 = 42 - PCO_2/R$，这里的 $R \leq 1$。因此为保证肺泡 PO_2 为 34 mmHg，肺泡 PCO_2 不能超过 8 mmHg。

6. C 正确。患者 1 表现为健康个体的典型模式，所有通气和血流都进入肺单位，接近正常的通气 - 血流（$\dot{V}_A/\dot{Q}$）比值 1.0。此外，没有血液流向不通气的间隔（分流）。在患者 2 中，虽然大部分通气和血流流向 $\dot{V}_A/\dot{Q}$ 接近 1.0 的间隔，但仍有大量血流流向高 $\dot{V}_A/\dot{Q}$ 的肺单位。这种 $\dot{V}_A/\dot{Q}$ 比失衡将增大肺泡 - 动脉氧分压差并降低动脉 PO_2，尽管影响不会像大量血流到低 $\dot{V}_A/\dot{Q}$ 单位那样大，如图 5-15 所示。

7. E 正确。通气和血流都随着从肺底部到肺尖的移动而减少。因为血流比通气减少的程度更大，所以肺尖的平均 $\dot{V}_A/\dot{Q}$ 比值高于肺底。因此，相较于肺底，终末毛细血管在肺尖的 PO_2 较高而 PCO_2 较低。

8. D 正确。肺栓塞会减少受影响肺段的血流。如果肺泡通气量保持恒定，这将导致闭塞肺动脉处的肺单位 $\dot{V}_A/\dot{Q}$ 较高。如图 5-8 所示，高 $\dot{V}_A/\dot{Q}$ 单位的标志是肺泡 PO_2 增加和 PCO_2 减少。因为输送到肺泡的含 CO_2 的血液较少，因此 CO_2 将从这些肺单位清除。肺泡和终末毛细血管血液中的低 PCO_2 会导致 pH 升高。缺氧性肺血管收缩是由肺泡 PO_2 减少而非增加导致。

9. D 正确。首先我们利用肺泡气体公式计算理想肺泡 PO_2。$PAO_2 = PIO_2 - (PaCO_2/R) + F$，并且我们忽略因子 F。呼吸商 R 是 CO_2 产生量与 O_2 消耗量之比，在本例中为 0.8。因此，理想肺泡 $PO_2 = 149 - 48/0.8$ 即 89 mmHg。然而，动脉 PO_2 为 49 mmHg，所以肺泡 - 动脉氧分压差为 40 mmHg。

10. C 正确。当给患者补充氧气时，动脉 PO_2 只有少量增加。这与分流相符合，在这个例子中，可能是肺炎导致的。如果患者出现显著的通气 - 血流失衡，给氧后患者的 PO_2 会上升得更高。考虑到 PCO_2 较低，低通气应该不存在，在海平面时，弥散障碍很少造成低氧血症。

11. E 正确。在肺炎中，肺泡内充满脓液（主要是中性粒细胞）导致生理性分流。分流作为心输出量的一部分由 (Cc′-Ca)/(Cc′-Cv̄) 给出，其中所有浓度均指氧气。根据提供的数据计算，分流率为 (20 – 17) / (20 – 12) 即 37.5%，比正常值的 5% ~ 10% 显著增加。当分流增加时，患者对补充氧气的反应小于其他原因引起的低氧血症患者给氧的反应。分流率的增加导致肺泡 - 动脉氧分压差增加，但不影响肺泡 PO_2。尽管分流可能增加动脉 PCO_2，但化学感受器会增加通气驱动，因此 PCO_2 通常保持正常。只有当通气不足是低氧血症的唯一原因时，肺泡 - 动脉氧分压差才是正常的，但本例患者分流率是增加的，因此她不属于这种情况。

12. E 正确。动静脉畸形时，肺动脉血液不经肺通气区域直接流入肺静脉，也就是说，这是分流。当患者从仰卧位变为直立位时，血流会流向更低的区域，分流会增加。其他选项错误。肺泡 PO_2 不会受到影响。肺泡 - 动脉氧分压差会增加。由于通气驱动的增强，动脉 PCO_2 不会增加，无效腔也没有变化。

第 6 章
临床病例解析

- 因为患者的肺显然是正常的，我们认为动脉 PO_2 和血氧饱和度也是正常的。即便存在严重贫血也不会改变。
- 动脉血氧浓度应该很低，约为正常值的 1/3，这

是因为她的血红蛋白浓度降至正常值的 1/3，物理溶解的氧量可以忽略。

- 心率增加是为了适应低氧从而增加心输出量。这种代偿机制有助于增加向组织输送的氧气量，虽然鉴于贫血的严重程度，患者氧输送仍较低。

- 混合静脉血氧浓度会降低。由于氧输送（心输出量与动脉血氧浓度的乘积）是降低的，而满足代谢所需要的供氧量（氧耗）不变，因此混合静脉血氧浓度是减低的。

单选题

1. B 正确。血红蛋白浓度的降低会降低携氧能力，从而降低动脉血氧浓度。随着氧气输送量的减少，从血液中摄取的氧气增加，因此混合静脉血氧含量（$C\bar{v}O_2$）也减少。血红蛋白氧饱和度仅是 PO_2 的函数，因此不随血红蛋白浓度的变化而变化（图 6-2）。通气不会随着血红蛋白浓度的变化而变化，因为化学感受器是对 PO_2 的变化而不是对氧气浓度的变化作出反应（第 8 章）。因此，动脉 PCO_2 应保持不变。

2. B 正确。该图描绘了血红蛋白氧解离曲线的左移。这与血红蛋白 P_{50} 的降低和血红蛋白 - 氧亲和力的增加相对应。在所列选项中，会导致这种转变的选项是温度下降（即体温过低）。肺通气不足的特征是 PCO_2 的增加，这使曲线向右移动，乳酸酸中毒也是如此。剧烈运动与温度升高和血液 pH 降低有关，使曲线向右移动。

3. A 正确。在进入高压氧舱之前，动脉 PO_2 已经达到 120 mmHg，这时血红蛋白已达到氧饱和状态。尽管高压氧舱中的动脉 PO_2 由于高压而显著增加，但没有游离血红蛋白结合位点，只有将 O_2 溶解至溶液，O_2 含量才能进一步增加（图 6-1）。CO_2，而非 O_2，与血红蛋白链上的末端氨基结合，无任何信息表明

血红蛋白 -O₂ 的亲和力发生了变化，这种变化也无法解释在这种情况下 O₂ 含量的增加。

4. A 正确。即使血红蛋白浓度和动脉血 PO₂ 正常，患者仍存在组织氧输送受损的依据，包括乳酸浓度增加和混合静脉血氧饱和度降低。鉴于他在封闭空间内接触汽车尾气，这很可能与 CO 中毒有关。CO 通过与 O₂ 竞争血红蛋白结合位点来破坏氧气输送。CO 还会导致血红蛋白氧解离曲线向左移动。氰化物中毒抑制线粒体细胞色素氧化酶，可引起乳酸酸中毒，但与高混合静脉血氧饱和度有关，而在汽车尾气中并未发现该物质。在动脉 PO₂ 和胸部 X 线片正常的情况下，通气 - 血流失衡可能性不大。

5. D 正确。组织中产生的 CO₂ 可以溶解等多种方式运输到肺部，包括碳酸氢盐及结合在血红蛋白链末端的碳酸氢盐（氨基甲酰血红蛋白）。血液从小动脉流向小静脉时，PCO₂ 增加。因此，会出现氨基甲酰血红蛋白的形成增加，溶解的 CO₂ 增加，碳酸氢盐浓度升高。由于 PCO₂ 的增加，血红蛋白的 P₅₀ 会增加，对氧的亲和力降低。随着血液穿过组织，毛细血管 PO₂ 下降，CO₂ 浓度和 PCO₂ 曲线向左移动（Haldane 效应，图 6-6）。

6. B 正确。在时间点 1 和时间点 2 之间，股四头肌 PO₂ 和混合静脉血氧含量（CvO₂）均下降。这表明发生了组织氧输送减少和（或）组织氧利用率增加。在所列选项中，会减少氧气输送的是血红蛋白浓度的降低，因为这会降低携氧能力。氧气摄取量随着氧气输送量的减少而增加，从而导致 CvO₂ 下降。氰化物中毒导致组织缺氧，但由于组织氧利用率降低，CvO₂ 增加。心输出量或吸入氧分数的增加会增加氧气输送。股四头肌温度降低会降低氧气利用率，并且在其他条件相同的情况下，导致 CvO₂ 增加。

7. C 正确。由于 PCO₂ 升高至 50 mmHg，pH 降至 7.2。所以存在呼吸性酸中毒。然而，酸中毒一定有代谢性的成分，因为如

图 6-7A 所示，如果点随着正常的血缓冲线移动，PCO_2 为 50 mmHg 的时候 pH 仅下降至 7.3。因此，肯定存在代谢性的因素导致 pH 进一步下降。其他答案错误，因为如上所述，无代偿的呼吸性酸中毒会使这一 PCO_2 对应的 pH 超过 7.3。患者显然没有完全代偿性呼吸性酸中毒，否则 pH 将接近 7.4。由于 PCO_2 升高，提示这不是一个失代偿性代谢性酸中毒，表明应存在呼吸方面的因素。最后，没有完全代偿性代谢性酸中毒，因为这将使 pH 接近 7.4。

8. B 正确。虽然在急性呼吸性碱中毒时可以看到动脉 PCO_2 降低和正常 HCO_3^-，但此时 pH 应该异常高而不是低。这从图 6-7A 中可以看出。需要注意在该图中，三个给定的值不可能在图中共存。总之，这些信息表明这种情况下的血气值是由于实验室错误造成的。选项 A 错误，因为患者患有呼吸性碱中毒而不是酸中毒。选项 C 错误，因为代谢性酸中毒需要异常低的 HCO_3^-。而选项 D 错误是因为代谢性碱中毒需要异常高的 HCO_3^-。选项 E 错误，因为代偿性呼吸性碱中毒的动脉 PCO_2 低、HCO_3^- 低而 pH 接近正常值。

9. C 正确。在高海拔地区，大气压下降会降低动脉血 PO_2，进而导致通气量增加。假设 CO_2 产量不变，这会导致呼吸性碱中毒。由于其刚刚登顶，没有时间进行肾代偿。注意 HCO_3^- 与正常值相比没有显著变化，因此 pH 仍然很高。选项 D 表现出类似的模式，但动脉血 PO_2 高于其在海拔 4000 m 时应出现的情况。选项 E 表现出代偿性呼吸性碱中毒，如果个体在山顶停留数天，就会出现这种情况。HCO_3^- 已经降低，因此，pH 也已降至正常。选项 A（急性呼吸性酸中毒）或选项 B（海平面正常血气）都不会在高海拔地区出现。

10. B 正确。虽然火灾中烟雾暴露应引起对 CO 中毒的关注，但发现混合静脉血氧饱和度升高与氰化物中毒最为一致，暴露于火场的另一并发症是抑制线粒体电子传递链中的细胞色素氧化酶而导致组织摄氧量减少。CO 中毒和高铁血红蛋白症时混合静脉血氧饱和度的降低是由于氧输送的减少。低血容量性休克和肺水肿也与低混合静脉血氧饱和度有关。

11. E 正确。发热会导致在任何 PO_2 下，血红蛋白氧解离曲线右移（例如，P_{50} 增加），导致氧饱和度降低和低氧浓度。发热与 CO_2 产生增加有关而与分流率增加无关。

12. E 正确。患者有原发性代谢性碱中毒合并代偿性呼吸性酸中毒。在所列选项中，唯一可导致此情况发生的是呕吐，因为呕吐时盐酸的丢失会导致代谢性碱中毒。焦虑发作会导致急性呼吸性碱中毒。阿片类药物过量会导致急性呼吸性酸中毒。严重的慢性阻塞性肺疾病常发生代偿性呼吸性酸中毒。而未控制的糖尿病，特别是糖尿病酮症酸中毒可以发生原发代谢性酸中毒和呼吸性代偿。

第 7 章
临床病例解析

- 气流进入小气道是以层流的形式，因此符合 Poiseuille 定律，该定律指出阻力与管道半径的 4 次方成反比。因此，管径减小一半时，阻力增加 2 的 4 次方倍，也就是 16 倍。

- 肺泡内压在吸气时异常低，而在呼气时异常高。原因是因为气道阻力的增加，口腔与肺泡之间的压差会增加以维持气流。

- 肺过度充气时，肺容积增加，会使气道阻力倾向于降低，这是由于肺泡壁对气道的径向牵引力增加。

- 过度充气，也就是高肺容积，会减小肺顺应性，也就是使肺变硬（图 7-3）。

单选题

1. C 正确。结果表明患者吸气肌力正常，测量值与预测值基本一致，但呼气肌力明显下降。在所列选项中，有一组肌肉与呼气有关，即腹直肌。膈肌、肋间外肌、斜角肌和胸锁乳突肌，无论在休息或运动时，都作为辅助呼吸肌在吸气中发挥作用。

2. C 正确。肺 B 的压力 - 容积关系比肺 A 的更陡峭。鉴于这个关系的斜率（$\Delta V/\Delta P$）代表肺的顺应性，这表明肺 B 的顺应性高于肺 A。所列选项中，可导致肺顺应性增加的选项是弹性纤维数量减少，类似于肺气肿或正常衰老的一部分。纤维组织增加、表面活性物质浓度降低和肺段肺不张（塌陷）会降低顺应性。气道直径的变化会影响气道阻力，但不会影响顺应性。

3. A 正确。如图 7-4C 所示，Laplace 的关系表明在相同的表面张力下，压力与半径成反比。因为气泡 X 的半径是气泡 Y 的3 倍，压力比约为 0.3∶1。

4. B 正确。由于重力的影响，当一个人处于直立位时，胸膜腔内负压更小，静息容积更小，肺底的通气量大于肺尖。在太空轨道中，重力的影响被消除。因此，肺底的胸膜腔内压将更负，因为在直立位置肺的向下作用力减小，而平衡这些作用力所需要的压力更小。因此，肺底的跨肺压更大，静息容积更高。通气区域的区域异质性仍然存在，但比海平面小，因此肺底和肺尖之间的通气变化较小。在海平面，灌注区域的差异有部分是由于重力的影响。因此在零重力空间中增加可变性是难以期望的。

5. C 正确。X 线透视检查显示，膈肌下降到腹部。这是吸气时膈肌的预期模式，表明该患者支配膈肌的第 3 至第 5 颈椎水平的神经根功能正常。最大呼气压力和咳嗽强度均降低，表明呼气肌（包括肋间内肌、腹直肌、腹横肌和斜肌）功能异常。这些主要受胸段脊髓的神经根支配。因此，如果膈肌功能正常但呼气肌受损，则该患者可能受伤的脊髓的最高水平是 C6。

6. B 正确。箭头指向 FRC。这是呼吸系统的平衡容积，其中肺的弹性回缩力与胸壁的弹性回缩力（即外弹趋势）平衡。由于肺的弹性回缩力，FRC 位的胸膜腔内压为 –5 cmH$_2$O。气道和肺泡外血管都受到周围肺泡径向牵引力的影响。因此，气道阻力和与肺泡外血管相关的阻力在高肺容积如肺总量（TLC）时，都处于最小值。肺泡体积最大时，肺泡壁跨壁压最大，TLC 位附近也是如此。

7. A 正确。B 点代表吸气的结束，是呼吸周期中肺容积最大的点。由于肺泡的径向牵引作用，此时气道阻力将处于最低水平。吸气时肺泡内压必须低于大气压才能建立驱动压。吸气结束时（B 点）不再有任何驱动压，因为暂时没有气流。呼气驱动压在 C 点为正值，在 B 点为最小（零）。当肺泡容积最大时，胸膜腔内负压在 B 点最大，因此跨肺压达到最大值。

8. D 正确。如果给定一个恒定的肺容积，由于没有气体流动，口腔压和肺泡内压是相同的。因此，答案是 C 或 D。因为肺扩张依靠正压，胸腔内的压力均增加。由于正常胸膜腔内压为 –5 cmH$_2$O，它不能降到如 C 所述的 –10 cmH$_2$O。因此唯一可能的答案是 D。

9. C 正确。两个肺单位在相同的跨肺压下实现相同的容积变化，这一事实表明它们具有相同的顺应性。尽管驱动压相同，但肺单位 B 中的吸气时间较长，这意味着吸气流速更低，因此气道阻力更高。副交感神经活动增加会导致支气管收缩并增加气道阻力，从而延长吸气所需的时间。肺纤维化、肺炎、肺水肿和弹性纤维数量的增加都会降低肺顺应性。

10. D 正确。如果气道周围的黏膜厚 1 mm，那么原本管腔直径为 4 mm 的气道现在只有 2 mm。根据层流的 Poiseuille 定律，在其他条件相同下，气道阻力与半径的 4 次方成反比。因此，半径减小 1/2，阻力增加 2^4 倍，即 16 倍。

11. B 正确。早产儿有时会缺乏肺表面活性物质，表面活性物质对克服肺泡表面张力和预防肺不张是必需的。这使他们面临婴儿呼吸窘迫综合征（也称为新生儿呼吸窘迫综合征）的风险，并伴随肺顺应性下降。气道黏液分泌增加、平滑肌收缩和气道壁水肿增加均与气道阻力增加相关。肺泡巨噬细胞减少，可能会影响感染的易感性但不会影响顺应性。

12. D 正确。在用力呼气试验，呼气努力的增加导致峰流速增加，但是对呼气末流速没有影响（图 7-16）。这个阶段，流速不依赖于呼气努力，而是用力呼气导致的气道动态压缩。其他答案错误因为它们不符合这种模式。

13. D 正确。这个病例的临床特点，包括长期吸烟史、气喘和检查时呼气相延长，胸部 X 线片显示肺容积增大和肺野透过度增加均显示阻塞性肺疾病。诊断的特征就是低 FEV_1/FVC。FEV_1 与 FVC 一样特征性地下降。其他选项都没有低 FEV_1/FVC，因此都是错误的。

第 8 章
临床病例解析

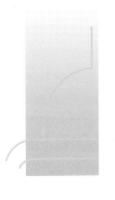

- 初涉高海拔地区时，由于大气压降低，吸入 PO_2 降低导致动脉血 PO_2 降低。低氧刺激外周感受器造成通气增加，导致了 PCO_2 降低、pH 增加和碳酸氢盐浓度下降。

- 在高海拔地区 1 周后，通气进一步增加，PO_2 改善。由于血液中肾和脑脊液对呼吸性碱中毒的代偿作用，血液和脑脊液中的 pH 水平趋于正常，这也可以进一步解释 PO_2 的改善。结果是它们对通气的抑制作用降低。动脉 pH 接近正常与此改变一致。PCO_2 和碳酸氢盐浓度的进一步降低反映了通气的增加。

- 血红蛋白在 1 周后从 150 g/L 上升到 165 g/L。虽然在此期间血清红细胞生成素升高，但血红蛋白的浓度变化过快，不能用这种机制来解释，这应该是由血浆容量丢失导致的血液浓缩引起的。
- 在运动试验中，由于血气屏障时弥散功能限制，动脉 PO_2 下降。这是由运动期心输出量增加导致肺泡 PO_2 下降和红细胞在肺毛细血管中的通过时间缩短（第 5 章）所致。肺间质水肿造成通气 - 血流失衡是另外的可能因素。PCO_2 和 pH 降低可归因于运动后期的乳酸酸中毒造成的通气增加。

单选题

1. E 正确。患者大脑皮质受伤而脑干未受伤。在选项中，唯一一位于大脑皮质内的是自主呼吸控制。中枢化学感受器位于延髓的腹侧面，而呼吸节律的产生由延髓腹外侧区的前包钦格复合体处理。外周化学感受器位于颈动脉和主动脉体中，而黑 - 伯反射由肺部的牵张感受器和迷走神经介导。

2. E 正确。在这种情况下，呼吸频率的增加被称为肺缩小反射：吸气活动是由肺收缩引起的。这与黑 - 伯反射相反。在这种反射中，由于呼气时间的增加，肺的扩张导致呼吸频率减慢。这些反射主要由位于气道平滑肌中的肺牵张感受器介导。动脉压力感受器对血压变化作出反应。支气管 C 纤维对支气管循环中的化学变化作出反应，而气道中的刺激性感受器对有毒气体、香烟烟雾和其他吸入物质作出反应。J 感受器对肺毛细血管和间质液体积的变化有反应，在本例中不起作用。

3. E 正确。胃肠道出血和血红蛋白浓度降低会降低动脉氧含量。重要的是血氧饱和度和动脉 PO_2 与出血前相比没有变化。外周化学感受器对 PO_2 的变化而不是血液中氧含量的变化作出反应，因此外周化学感受器输出无改变。因为出血与 pH 或碳酸氢盐浓度的变化无关，中枢化学感受器对 PO_2 或氧含量的变化无反应，因此其输出无改变。出血不影响 J 感受器输出。如果有的话，由于出血和随后肺毛细血管血容量减少导致总血容量减少，则该输出可能会减少。

4. A 正确。检测数据显示，尽管她的呼气末 PCO_2（动脉 PCO_2 的标志）增加，但每分通气量没有明显变化。这与健康对照者相反，后者一旦呼气末 PCO_2 升至约 55 mmHg 以上，每分通气量就会大幅上升。中枢化学感受器是呼吸控制系统的组成部分，最响应 PCO_2 的变化。尽管 PCO_2 升高，但她的通气量并未增加，这表明中枢化学感受器可能功能异常。外周化学感受器也会对 PCO_2 的变化作出反应，但它们的反应不如中枢化学感受器重要。在通气反应中，J 感受器和肺牵张感受器以及呼吸调节中枢对 PCO_2 的变化不起作用。

5. C 正确。该患者患有严重 COPD 并伴有慢性 CO_2 潴留，其血气显示代偿性呼吸性酸中毒。由于脑细胞外液的 pH 已恢复到接近正常，她已失去了大部分来自高碳酸血症的通气刺激。在这种情况下，动脉低氧血症是增加通气量的主要刺激因素，超过了延髓呼吸中枢设定的基本水平。当她接受补充氧气并且血氧饱和度增加时，外周化学感受器刺激减少，因此每分通气量减少。这将增加动脉 PCO_2。补充氧气会使肺泡 PO_2 升高，减轻缺氧性肺血管收缩，从而降低肺血管阻力。就其本身而言，血氧饱和度的增加不会影响 P_{50}，但动脉 PCO_2 的增加会使血红蛋白氧离解曲线向右移动并提高 P_{50}。增加血氧饱和度不会影响 J 感受器或延髓腹侧呼吸群输出。

6. D 正确。该患者正在进行名为 Cheyne-Stokes 呼吸的周期性呼吸。这是一种在高海拔健康人群中常见的异常呼吸模式，是由通气反馈控制系统异常引起的，主要因素之一是对动脉 PCO_2 变化的异常强烈的通气反应。当呼吸运动停止（呼吸暂停）时，动脉 PCO_2 上升。当中枢化学感受器最终感知并作出反应时，通气量增加过多，从而导致动脉 PCO_2 过度降低和平衡状态的失调。在这个海拔高度，低氧血症不足以对延髓呼吸中枢造成伤害，其他因素在这种呼吸模式中不起作用。

7. E 正确。病史中数天的恶心、呕吐和多尿以及血糖显著升高提示该患者患有糖尿病酮症酸中毒。这会导致代谢性酸中毒，表现为碳酸氢盐浓度明显降低，从而导致血液 pH 下降（酸血症）。外周化学感受器对 pH 的降低、动脉 PO_2 降低和动脉 PCO_2 增加作出反应，因此你可以预期外周化学感受器的输出会增加。中枢化学感受器的输出也会随着代谢性酸中毒而增加，但由于血脑屏障对氢离子的相对不可渗透性，反应较慢。因为代谢性酸中毒会导致代偿性呼吸性碱中毒，CSF PCO_2 将降低。前包钦格复合体产生呼吸节律，不会影响对血液 pH 变化的反应。随着 pH 降低，血红蛋白氧解离曲线向右移动，P_{50} 将增加（第 6 章）。

8. C 正确。尽管没有接受任何镇静或神经肌肉阻滞药物，该患者无呼吸努力。他的动脉 PCO_2 也正常，因此努力不足不能归因于呼吸性碱中毒的通气抑制作用。缺乏呼吸努力表明脑卒中已经影响了负责产生呼吸节律的中枢神经系统区域。该中心位于延髓，从椎动脉分支接收血流。小脑和中脑也接受来自椎动脉的血流，但不包含负责产生初级呼吸节律的中枢。

9. C 正确。当血中 PCO_2 升高，CO_2 弥散入脑脊液中。这增加了脑脊液 PCO_2，导致氢离子解离和 pH 降低。假如脑脊液中 pH 长期异常，例如严重 COPD 患者的高碳酸血症，脑脊液中碳酸氢盐浓度将升高作为代偿性反应。pH 会升高但无法恢复至 7.32 的正常脑脊液 pH。

10. A 正确。介导低通气反应最重要的外周化学感受器位于颈动脉窦。如果切除两侧的颈动脉窦，在高海拔地区，与正常人相比，患者无法同样地增加每分通气量和肺泡通气量，因此会有更高的动脉 PCO_2。由于每分通气量的增加较正常人少，肺泡和动脉 PO_2 会较低。由于 PCO_2 更高，所以 pH 会降低。

11. E 正确。动脉 PCO_2 增加导致通气增强。上升至高海拔地区时动脉 PO_2 下降，通气对于特定 PCO_2 的反应较常氧下更高，通气反应曲线的斜率更陡。其他选项错误。肺泡低氧会触发低氧性肺血管收缩，增加肺动脉压，而低氧血症会增加外周化学感受器输出。PCO_2 降低是总通气量增加的结果，导致血清碳酸氢盐浓度降低和 pH 增加。

第 9 章
临床病例解析

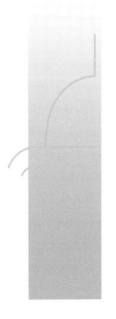

- 运动后期由于氧供系统包括通气、心输出量以及肺和外周组织的弥散特性无法将更多的氧输送至运动肌肉，因此最大氧耗量达到平台。最大氧耗量后功率的增加归因于无氧糖酵解。

- 初期，每分通气量与功率的增加呈线性关系。但是本例患者在功率达到 350 W 以上时，通气量的增加更为迅速。这可以用血液中乳酸的堆积和外周化学感受器的激活来解释。

- 肺泡 - 动脉氧分压差在静息状态和轻度运动时很小，但是运动量最大时可达到 30 mmHg。原因是肺间质水肿导致的通气 - 血流失衡。当能量输出达到很高水平时，健康个体可能会出现 O_2 通过肺血气屏障时的弥散限制，但是在海平面水平并不常见。

- 轻度运动时 pH 的变化幅度较小，但运动量最大时由于血乳酸的产生可导致 pH 显著下降。

单选题

1. B 正确。虽然低氧血症可以在优秀运动员的运动高峰时出现，但在一个海平面水平久坐的健康人中是不会出现的。心率随着运动量增加而增加，是心输出量增加的重要因素。每分通气量和全身血压也会增加。由于运动后期每分通气量增加超过了代谢需求的需要，会发生乳酸酸中毒，因此运动后期动脉 PCO_2 降低。

2. D 正确。出生后，PO_2 的增加和循环中前列腺素浓度的降低促进动脉导管关闭。如果导管保持开放，由于肺血管阻力比在子宫内时低，血液会经导管从主动脉流向肺动脉。这将增加肺循环中的血流量并最终流向左心房，导致左心房扩张和左心房压力增加。出生后左心房压力增加促进卵圆孔关闭，动脉导管未闭时压力进一步增加也将增加其闭合的趋势。

3. A 正确。供给右中叶的气道完全闭塞会引起吸收性肺不张。该肺叶中肺泡 PO_2 将大于混合静脉血 PO_2，因此氧气将从肺泡弥散到血液中，导致肺泡塌陷。如果吸入氧分数为 1.0，则比患者呼吸环境空气时发生得更快。肺不张引起的肺泡 PO_2 减少会导致缺氧性肺血管收缩，从而减少流向该肺叶的血流量。因为肺不张不会在右中叶发生 PCO_2 交换，但会导致分流，由于中枢化学感受器的预期反应和 CO_2 解离曲线的形状，动脉 PCO_2 不会升高。气胸是由于空气进入胸膜腔引起的，而右中叶肺不张不会发生这种情况

4. E 正确。由于右心房的血液流动，到达右心房的大部分血液通过卵圆孔进入左心房并通过左心室到达主动脉。由于子宫内肺循环的高阻力，血液从肺动脉通过动脉导管流向主动脉。胎盘和外周组织彼此平行而不是相连接的。来自胎盘的血液

将与来自外周组织的血液汇合，并通过下腔静脉流入右心房。卵圆孔位于心房之间而不是心室之间。

5. B 正确。在 0 G 区，由沉降物造成的吸入颗粒沉积被消除。由于正常的重力作用消失，肺尖血流和通气是增加的（图 2-7、图 4-7、图 5-8）。由于重力作用，血液不再集中于身体的重力依赖区域，胸腔内血容量会增加。重力的消除会导致肺尖的 V̄ 减少（图 5-10）。

6. D 正确。该患者在接受高压氧治疗时癫痫发作，考虑到他是从火灾中被抬出来的，很可能是 CO 中毒。癫痫发作是氧中毒的一种并发症，当人在潜水或在高压氧治疗期间吸入高浓度氧时，暴露于高气压下会导致癫痫发作。高压氧治疗期间氮分压增加，但这会导致精神状态改变而不是癫痫发作。当减压发生得太快时，血液中会形成氮气气泡，而气体栓塞则是减压病或气压伤的并发症。

7. D 正确。在低到中等水平的运动时，通气量增加的速度足以满足代谢需求。在较高的运动水平下，随着乳酸酸中毒的发展，通气量增加，通气量与功率关系的斜率会变陡。运动时发生支气管扩张继发于 β_2 受体刺激，但这与通气增加无关。动脉 PO_2 在运动时保持相对稳定，而动脉 PCO_2 通常会降低。在运动时肌肉中血红蛋白氧解离曲线向右移动，但这不影响通气反应。

8. A 正确。快速上升至水面后发生的关节疼痛、瘙痒、呼吸症状和神经系统症状强烈提示"减压病"（"潜水病"）的可能。这是由于上升过程中组织中氮气泡的形成和持续膨胀。上升时如果不能呼气则会导致肺破裂（气压伤），而过高的 O_2 分压和 CO_2 分压可能导致精神状态改变而非本例患者的症状。中耳和鼻窦受压是潜水导致压力变化的结果而并非本例患者症状的原因。

9. A 正确。在高海拔地区待 5 天，会有时间适应环境，这是一系列帮助身体适应低氧分压的过程。其中最重要的一项是低氧通气反应。初始上升时每分通气量增加，并在接下来的几天内持续增加。因此，相对于上升后立即看到的值，PCO_2 将继续降低。如果想要保持健康，由于通气适应，肺泡 PO_2 和动脉 PO_2 应该增加而不是降低。当呼吸性碱中毒引起肾代偿时，血清碳酸氢盐浓度降低，机体出现碱缺乏。到达高海拔地区时，由于呼吸性碱中毒，pH 升高，但随着肾代偿的发生，pH 会下降至正常水平。

10. E 正确。随着海拔的升高，肺毛细血管中 PO_2 上升的速度会减慢。如果是在静息状态，仍有时间经血气屏障达到充分的平衡。但在高水平运动状态下，红细胞通过毛细血管的时间缩短，因此，终末毛细血管中 PO_2 就无法达到肺泡中所需 PO_2 水平从而产生低氧血症。其他选项错误。无效腔分数的确会随着运动而减少，但并不导致低氧血症。运动中血红蛋白浓度并不会降低，而且海拔升高后随时间的推移可能会增高。正常个体运动时通气量会增加，但在高海拔地区分流率不会增加。

第 10 章

单选题

1. A 正确。FEV_1/FVC 低表示患者气流阻塞。通过降低呼气时气流的压力梯度和气道的径向牵引力，从而减少肺弹性回缩力，导致气流阻塞。其他答案错误。肺毛细血管数量减少或血气屏障增厚可能影响气体交换，但不会影响气流。间质的纤维化改变会增加肺弹性回缩力、束缚气道开放，与气流阻塞无关。

2. D 正确。生理无效腔可用以下公式进行计算：

$$\frac{V_{D_{phys}}}{V_T} = \frac{PaCO_2 - P_ECO_2}{PaCO_2}$$

$P_{E}CO_2$ 指的是混合呼出气的 PCO_2，而不是潮气量末值。V_T 是指潮气量。使用此公式和公式中提供的值，生理无效腔分数为 $(42 - 21) / 42 = 50\%$。无效腔分数乘以 600 ml 的潮气量，得到生理无效腔容积为 300 ml。

3. C 正确。阿片类药物会抑制通气，尤其是过量服用时。基于这一点，以及患者以低频率进行小幅度呼吸，我们预判该患者会出现低通气。其动脉 PCO_2 会增加，pH 会降低。碳酸氢盐浓度会由于碳酸的分解而增加（参见第 6 章，图 6-7）。肺泡 - 动脉 PO_2 差和分流率可能不会增加。低通气导致的低氧血症与正常肺泡 - 动脉 PO_2 差有关。胸部 X 线片无异常提示不存在通气 - 血流失衡，而氧饱和度随着少量氧气的给予而迅速增加的事实表明分流率没有增加。

4. E 正确。受试者 2 需要更大的压力变化才能实现与受试者 1 相同的体积变化，这表明受试者 2 的肺顺应性低于受试者 1。在所列选项中，肺纤维化是一个会降低肺顺应性的因素。弹性回缩力减少与顺应性增加相关，如肺气肿。气道黏膜水肿和气道分泌物会增加阻力。这些问题不会影响呼吸暂停期间测量的压力，也不会影响肺顺应性。肺血管阻力不会影响肺扩张所需的压力。

5. E 正确。呼气末期，氮浓度突然增加。发生这种情况的容积是闭合容积，它表示肺底气道的闭合和肺尖气道的优先排空。患者 2 的闭合容积高于患者 1，表明气道闭合发生得更早。在所列选项中，可能导致这种情况的是气道径向牵引力降低。径向牵引力有助于保持气道畅通。如果径向牵引力减少，就像肺气肿一样，在呼气过程中气道会更早地塌陷。无效腔容积是呼气的第一个部分，过程较短，两个患者之间没有区别。肺顺应性降低会导致气道关闭更晚，因为气道被限制打开到一个更大的程度。闭合容积不受血红蛋白浓度或胸壁回缩力的影响。

6. B 正确。该患者有长期吸烟史，肺量计显示气流阻塞的依据，这提示他很可能患有慢性阻塞性肺疾病。由于肺弹性回缩力的降低，在呼气时气体经常陷闭在闭合的气道后。当发生这种气体陷闭时，氮冲洗法和氦稀释法测量肺容积的方法可能会得到比体描法更低的值，因为氮冲洗法和氦稀释法仅测量肺通气，而体描法计算了闭合气道后的陷闭气体。

7. D 正确。在氮浓度与呼吸次数的对数曲线中存在两个不同阶段，这提示肺单位的氮气以不同的速度被稀释，因此，他们的通气是不均一的（图 10-2）。其他选项错误。氮冲洗法不受血红蛋白浓度、外周化学感受器输出或血气屏障厚度的影响。氮冲洗法评估通气的不均一性，而不是评估血流，不受肺毛细血管数量的影响。

8. C 正确。尽管患者吸入 100% 的 O_2，但肺泡 - 动脉 PO_2 差很大。这与分流相符。其他选项错误。因为 PCO_2 是 34 mmHg，她没有低通气。在海平面高度，低氧很难由弥散障碍引起。通气 - 血流失衡导致低氧血症，但增加氧供后 PO_2 的升高幅度应该大于本例所示。